HYGIÈNE

DU FUMEUR

ET

DU PRISEUR.

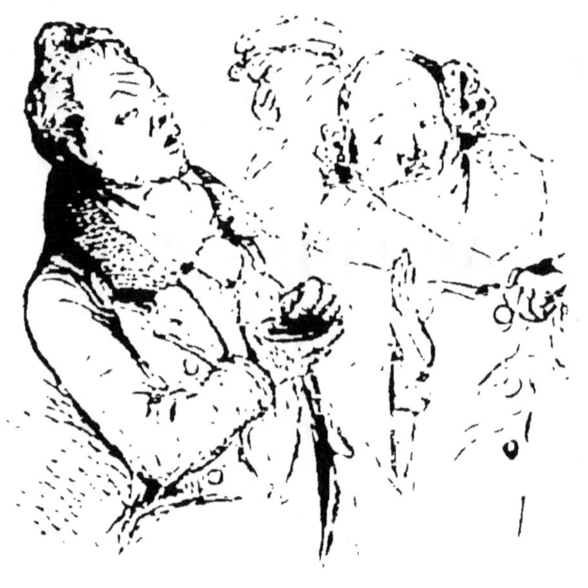

HYGIÈNE DU FUMEUR

ET DU PRISEUR

Pour faire suite et pendant

A LA PHYSIOLOGIE

PAR

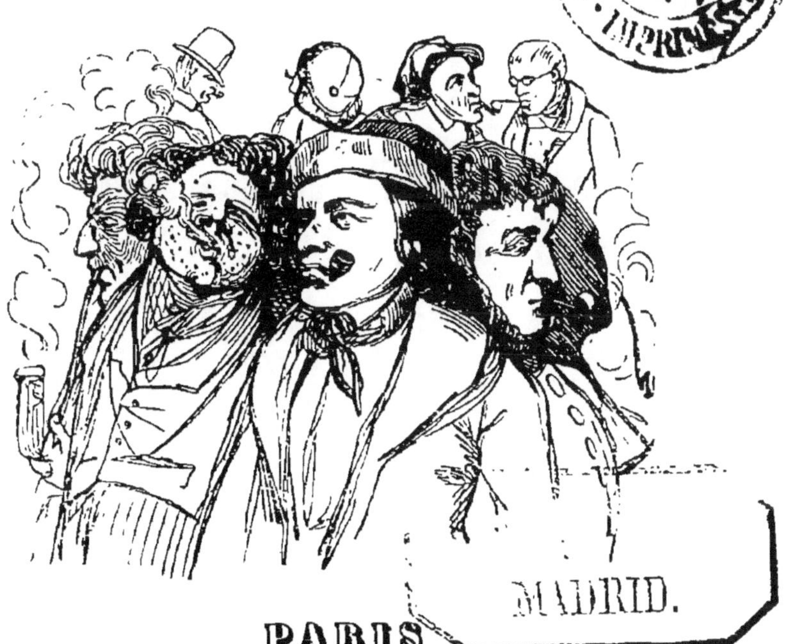

PARIS

DESLOGES, ÉDITEUR,

Rue S.-André-des-Arts, 39.

1840

IMPRIMERIE D'A. RENÉ ET Cⁱᵉ,

Rue de Seine, 32.

A

TOUS LES FUMEURS

OU PRISEURS

PRÉSENTS ET A VENIR,

SALUT !

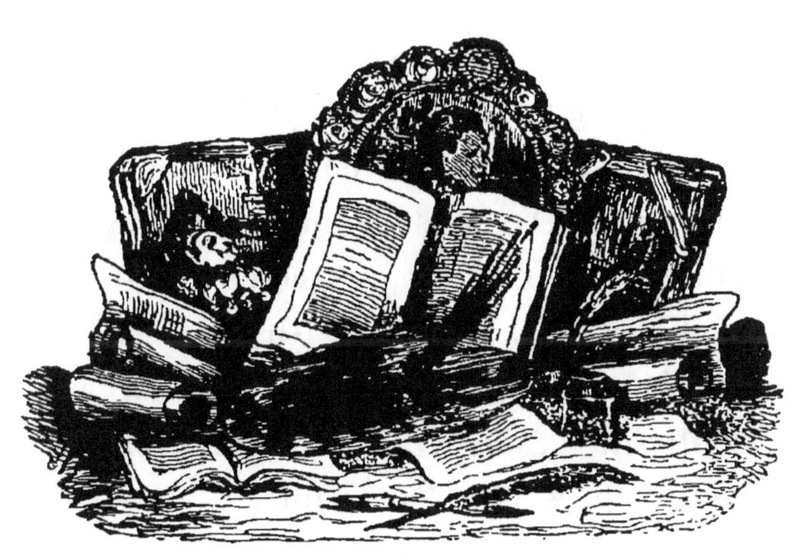

A cette heure de réaction, de
tourmente, disons mieux, de déca-
dence littéraire, où chacun, croyant
avoir reçu la divine étincelle, se pré-
cipite tête baissée dans les dange-
reux sentiers qui conduisent à la

gloire, mais plus souvent encore à la honte et au ridicule ; où de tous côtés pleuvent, sans pitié pour le pauvre public, romans, drames, vaudevilles, dithyrambes, systèmes philosophiques..... que reste-t-il à faire à une âme bien née qui se sent aussi le chatouilleux désir de laisser quelque chose après elle, mais qui, dédaignant les chemins battus, voudrait faire éclore une œuvre vraiment utile, une idée philanthropique ?

Telles étaient les pensées qui naguère s'agitaient en nous. Nous cherchions un sujet digne de notre plume et du public à qui nous voulions timidement l'offrir ; nous nous torturions l'esprit de mille façons ; vains efforts ! rien ne venait.... Déjà nous allions abandonner la partie, briser de dépit notre stylet et nos tablettes (expression antique), quand par hasard nous tomba sous les yeux un joli petit in-32, couverture beurre-frais, orné de vignettes et intitulé : *Physiologie du Fumeur*. Voilà, me dis-je, en pensant à l'auteur de ce livre, un profond philosophe, un homme qui sait les besoins de son époque et qui a compris que pour plaire à ces pauvres mortels, il faut avant tout caresser leurs goûts et leurs instincts, les flatter dans ce qu'ils ont de plus cher ; et Dieu sait s'il est quelque chose sous le soleil de plus tendrement aimé que la pipe et le tabac ! En qualité de fumeur, ma sympathie lui était naturellement acquise ; je lus son livre...

Soudain une idée lumineuse, une inspiration d'en haut, me saisit, me transporte..... mon sujet était trouvé!... et, dans un enthousiasme dont vous pourrez lire la description dans une des lettres de Rousseau à Malesherbes, je pris mon crayon et j'écrivis ces lignes, comme autrefois ce grand homme fit jaillir de son cerveau la prosopopée de Fabricius. Mais avant de vous expliquer le titre un tant soit peu scientifique de cet ouvrage, permettez-nous, ami lecteur, quelques réflexions justificatives.

A côté de la littérature qui meurt, s'élève une jeune muse au front calme, à la voix grave, pleine de force et riche d'avenir, la Science.

Divinité du siècle, c'est à son culte que se vouent tous ceux qu'une noble ambition dévore ; c'est vers elle que se tourne enfin le dernier espoir de sa sœur expirante. L'élection de M. Flourens à l'Académie Française, le nouveau poëme *syphilographique* de M. Barthélemy, la *Physiologie du Fumeur*, sont le symbole éclatant de l'union de ces deux muses. Disons, en passant, que l'auteur de la *Némésis* ne pouvait choisir un sujet qui convînt mieux à sa plume..... si sensible à la corruption.

Pour nous qui n'avons jamais eu et n'aurons jamais, Dieu merci, la velléité d'écrire un poëme épique, encore moins une tragédie ou un roman ; qui n'avons jamais eu et n'aurons jamais le désir de heurter à la porte du temple où siégent en silence les quarante immortels (ce qui ne veut pas dire que ce soit le temple de l'immortalité), pour nous, dis je, dont toute l'ambition se borne à produire une œuvre d'utilité publique, qu'il nous suffise de marcher sur les traces du chantre des fumeurs ! Or, nous avons senti, après la lecture de son livre, que quelque chose restait encore à faire ; sujet moins poétique peut-être, mais non moins important. L'influence du tabac sur nos organes. l'action qu'il exerce sur les fonctions du cerveau, l'utilité de son usage dans certaines conditions, ses inconvénients dans d'autres et les moyens d'y remédier, voilà certes de grandes questions qui intéressent au plus haut degré tous les hommes qui fument, prisent ou chiquent cettê précieuse solanée. Pour en donner une solution aussi complète, aussi rigoureuse que possible, nous n'avons reculé devant aucune peine, aucun travail ; nous avons feuilleté, compulsé, compilé tous les ouvrages anciens et modernes, depuis Ambroise Paré jusqu'à nos jours, et c'est avec une juste confiance que nous offrons aujourd'hui au public ce livre, résultat de nos veilles laborieuses et de notre expérience consommée.

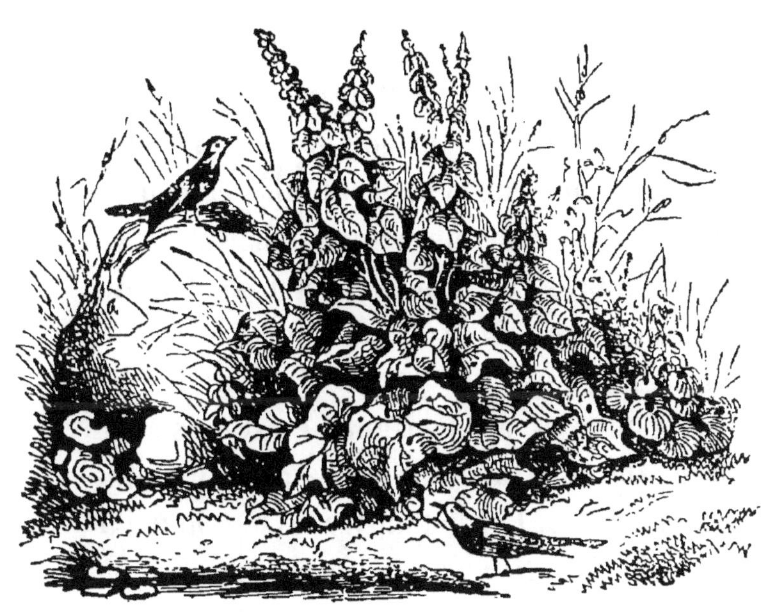

Le tabac considéré au point de vue de l'histoire naturelle.

—

Le tabac, originaire de l'Amérique, est une très belle plante qui pourrait figurer avec honneur dans les plates-bandes de nos jardins. Sa tige s'élève à plus d'un mètre et demi ; ses feuilles sont larges et grandes ; ses fleurs, d'un rose tendre, sont nombreuses et disposées au sommet de la tige en touffes élégantes. Il est annuel dans nos climats, mais il est vivace au Brésil où il peut végéter pendant dix ou douze ans : on parvient quelquefois à le conserver dans nos jardins pendant les hivers doux, et en Espagne il est très commun de le voir subsister pendant plusieurs années. Les botanistes lui ont donné le nom de *Nicotiana*, pour perpétuer la mémoire de l'ambassadeur Nicot qui, le premier, l'introduisit en France.

La nature, cette bonne mère, prévoyant sans doute de quel immense secours cette plante devait être un jour à l'homme, quelles jouissances infinies elle devait lui procurer, a tout fait pour faciliter sa propagation. Tous les climats, tous les terrains lui conviennent ; elle croît partout, et porte des semences qui conservent pendant huit ans et plus leurs propriétés germinatives et dont le nombre et la finesse sont tels que Linné en a compté sur un seul pied 40,320. Des mathématiciens ont calculé, d'après ce nombre, que si chaque semence profitait ainsi que celles qui en proviendraient, la surface de la terre suffirait à peine pour contenir tous les plants de tabac en végétation à la quatrième année !

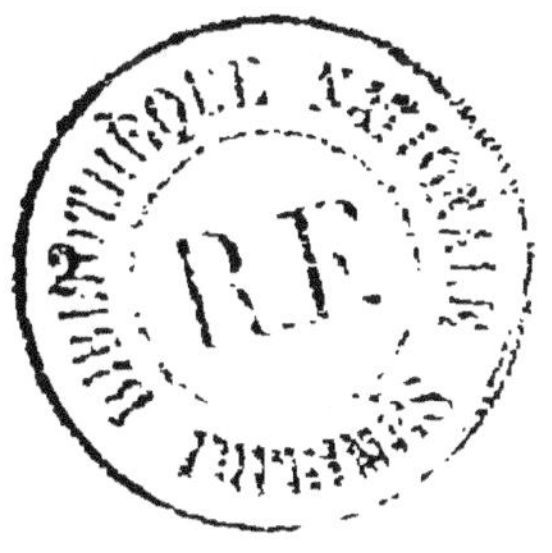

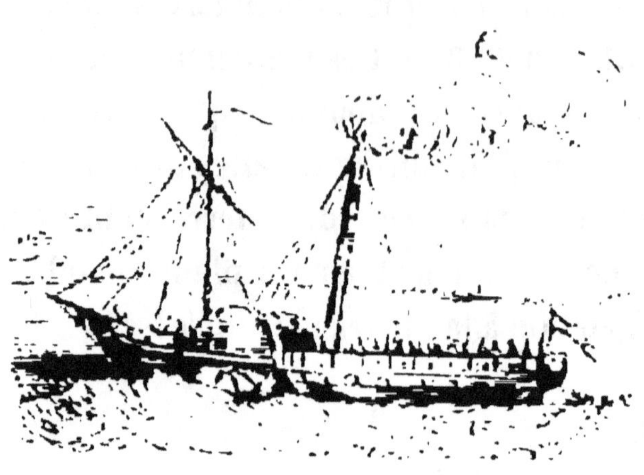

Le tabac considéré au point de vue industriel.

La facilité avec laquelle le tabac se propage et les besoins très étendus de cette plante l'ont fait cultiver sur un grand nombre de points du globe. Non-seulement on en recueille en plusieurs endroits de l'Amérique, comme en Virginie, au Maryland, à la Louisianne, à l'île de Cuba (Havanne), mais encore dans plusieurs pays de l'Europe : on en cultive beaucoup en Espagne, en Silésie, en Pologne, dans la Hollande, la Russie, le Levant, etc... En France on s'est également appliqué à sa culture, et c'est surtout en Guyenne, en Alsace, en Flandre, en Bretagne et en Provence qu'elle s'est le plus généralement répandue. On calcule que les feuilles indigènes entrent au moins pour les 5/6 dans la consommation des tabacs employés chez nous.

Le tabac doit rester environ quatre mois en terre avant d'être recueilli. C'est en août et septembre que l'on ramasse les feuilles des tiges dont on a coupé les sommités pour les empêcher de fleurir afin de détourner la sève au profit des feuilles.

Nous n'entrerons pas ici dans le détail des diverses manipulations qu'on leur fait subir ; nous dirons seulement qu'après les avoir privées de leur côte ou nervure moyenne, on les soumet pendant douze ou quinze jours à une fermentation spontanée, puis qu'on les dessèche, et qu'on les réduit en fragments ou en poudre. Dans cet état le tabac a perdu son odeur vireuse pour en prendre une piquante, forte et très agréable.

Toutefois, le tabac en poudre n'est pas le résultat de la seule pulvérisation des feuilles. A cette poudre on ajoute ordinairement du sel, de la chaux et des liquides propres à y opérer une sorte de fermentation, à lui donner du *montant* ou *bouquet*, de la couleur, etc. C'est dans un mélange convenable de ces matières que consiste le principal talent des fabricants.

Mais ici une triste pensée nous préoccupe. Il paraît que la préparation des tabacs n'est pas sans inconvénients pour les nombreux ouvriers qui sont chargés de ce travail. Les émanations auxquelles ils se trouvent journellement exposés sont si fortes qu'ils sont presque tous sujets à des coliques, des vertiges, des douleurs de tête violentes. Les chevaux occupés à tourner la meule témoignent eux-mêmes de l'âcreté nuisible de cette poussière qui voltige, en agitant fréquemment la tête, en soufflant et en toussant par leurs naseaux. Nous devons cependant ajouter que l'on finit toujours sinon par s'habituer à ces émana- tions, du moins par y être moins impressionna- ble; car les ouvriers un peu anciens n'en sont presque plus tourmentés.

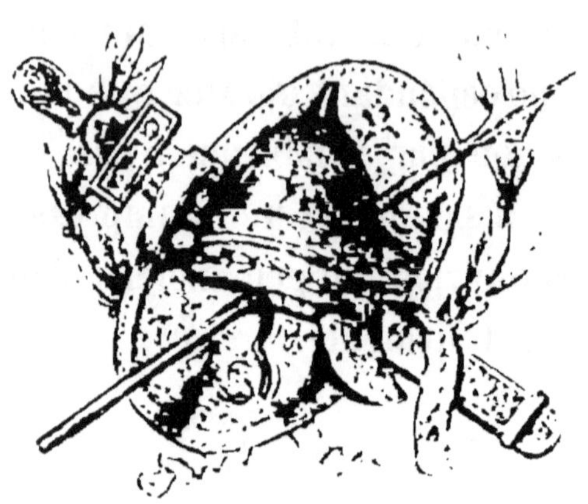

En ce moment, ami lecteur, où tranquille-
ment assis, et dans cette voluptueuse ivresse
où nous plonge la vapeur odorante du tabac,
vous honorez peut-être les pages de ce livre
des nuages bleuâtres et parfumés qui s'échap-
pent à temps égaux de votre bouche, songez-
vous que la substance embrasée dans le
fourneau de votre pipe et dont vous aspirez
délicieusement la fumée, est un poison ! un
poison dont la virulence est sans égale, un
poison mortel !.... Mais n'allez pas, saisi d'une

folle terreur, briser cet instrument, objet de vos plus pures jouissances, et renoncer pour toujours àcette source inépuisable de bonheur. L'opium aussi, vous ne l'ignorez pas, est un poison, et Dieu sait avec quelles délices les voluptueux Orientaux mâchent cette drogue narcotique.

Rappelez-vous les vertiges, les douleurs de tête et les faiblesses d'estomac dont vous avez payé votre apprentissage du grand art de fumer ; souvenez-vous des efforts, de la persévérance, du courage même qu'il vous a fallu pour vaincre les déboires et les difficultés sans nombre dont ses abords sont hérissés, et vous comprendrez alors la vérité que je vous enseigne. Oui, le tabac est un poison ; mais pour lui comme pour l'opium en Orient, l'habitude finit par maîtriser ses effets puissants, et loin d'être nuisible, il devient avec le temps une source de jouissances toujours nouvelles. Il est comme ces courtisanes habiles qui savent refuser d'abord leurs faveurs pour en augmenter le prix, ou plutôt

comme ces maîtresses, devenues rares aujour-
d'hui, qui n'accordent leur amour qu'après
un temps d'épreuves, mais qui vous demeurent enfin toujours fidèles et dévouées.

L'habitude est une seconde nature; et le
proverbe dit vrai. Elle nous modifie, nous fa-
çonne, nous pétrit pour ainsi dire une seconde
fois; elle nous crée de nouveaux goûts, de
nouveaux penchants, de nouveaux besoins ;
elle a l'heureux privilége de nous rendre insensibles aux influences les plus délétères, et
de neutraliser en quelque sorte les causes les
plus pernicieuses. Qui ne sait que le fameux
Mithridate avait rendu ses organes tellement
inaccessibles à l'action des plus violents poi-
sons, que lorsqu'il voulut en faire usage pour
échapper aux légions romaines, il ne put en
obtenir la mort qu'il cherchait, et qu'il fut
obligé d'avoir recours à son épée?

Nota. S'il est quelque fumeur pusillanime
que nos paroles ont pu ébranler, qu'il se ras-
sure et prenne pour règles de conduite les
préceptes qui suivront.

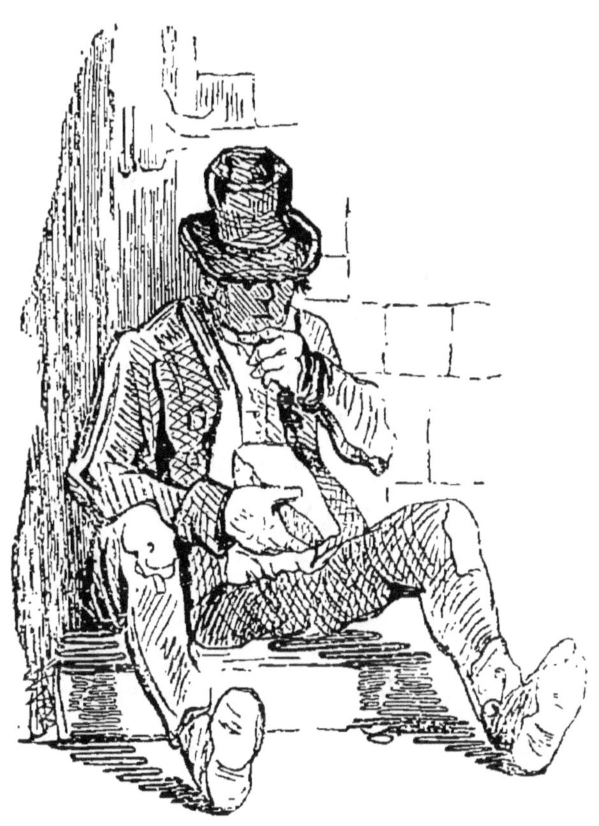

Du tabac et de la faim.

—

Grâce au tabac, la disette n'est plus à re-
douter, et la hideuse faim, *malesuada fames*,
aux yeux hagards, aux joues creuses, aux lèvres livides, a disparu dans les nuages de sa

fumée bienfaisante. Le tabac en effet apaise la sensation douloureuse que nous cause le manque d'aliments, et jouit de la puissance magique d'imposer silence à l'estomac révolté d'une trop longue privation. Ramazzini nous assure, sur la foi de plusieurs voyageurs, que le tabac mâché ou fumé ôte l'appétit et qu'on peut faire alors beaucoup de chemin sans être pressé de la faim. Guillaume Pison, voyageant dans des lieux déserts, ne ressentait ni lassitude ni faim, après avoir mâché du tabac.

A quoi tient donc cette vertu singulière? serait-ce à la grande quantité de salive dont cette plante détermine l'excrétion? serait-ce à une action spéciale qu'elle exercerait sur l'estomac, dont elle endormirait pour ainsi dire les facultés vitales? ou bien la sensation qu'elle procure serait-elle capable de pallier l'autre? En présence d'une telle question, je décline ma compétence; je n'ai point assez fouillé dans les profondeurs de la science hippocratique (vieux style); adressez-vous à l'Académie de Médecine qui, peut-être, vous en donnera une solution un tant soit peu satisfaisante : le sujet est bien capable de la mettre en verve, elle qui s'échauffe tant pour un cervelet de pigeon ou les lobes cérébraux d'un poulet !

Quoi qu'il en soit, il y a dans cette propriété du tabac une source féconde de méditations que nous signalons à tous nos économistes comme méritant de fixer leur attention à bien plus juste titre que toutes leurs creuses et vaines utopies.

C'est en ce sens, sans doute, qu'il faut entendre que le tabac est le soutien du .pauvre, et le proverbe : *qui fume dîne*.

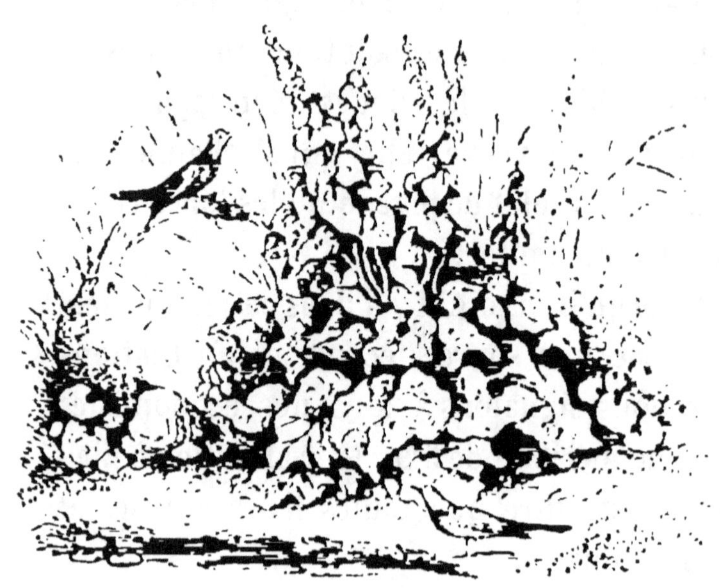

Autre vertu du tabac.

Charmante ville que Paris, où tous nos désirs, tous nos besoins peuvent être sur-le-champ satisfaits! A côté de ces restaurants dont la cité fourmille, depuis les modestes cuisines à 18 sous par tête (pain et eau à discrétion), jusqu'aux salons dorés de Véry, se trouvent répandus çà et là des établissements d'un autre genre, mais non moins utiles, où, moyennant 15 centimes, chacun peut déposer à son aise le résidu importun de son repas. Je veux parler des *cabinets* dits *inodores*. Il y avait autrefois, stationnant sur les places publiques, de petites voitures élégantes, affectées au même usage ; on les appelait *Vespasiennes*, dénomination pleine de décence, que le Parisien, toujours farceur, avait transformée, par corruption de langage, en celle de v.... *parisiennes*. Toujours est-il que c'était une entreprise éminemment philanthropique. Ces petites locomotives pouvaient se transporter partout où un besoin urgent se faisait sentir ; elles allaient au-devant de toutes les nécessités. Mais tel est le sort des choses de ce monde que les plus utiles sont souvent celles qui ont le moins de succès..... Les vespasiennes ont disparu.

Vous vous demandez, lecteur, où je veux en venir avec mon préambule ; le voici :

Savez-vous à quelle époque remonte l'établissement des cabinets inodores? au temps où l'on a commencé à fumer dans les rues; où la pipe, triomphant des préjugés, a pu se montrer impunément sous le soleil; car le tabac est un puissant auxiliaire de la nature pour l'objet en question..... Nous n'irons pas plus loin; nous nous hâtons de terminer cet article que nous n'avons abordé qu'avec une certaine hésitation, quoique notre qualité d'hygiéniste nous en fît un devoir.

PASTILLES DE VICHY

DÉTRONÉES PAR LA PIPE.

Vous dont l'estomac valétudinaire a besoin, pour digérer un modeste repas, d'avoir recours aux pastilles alcalines de Vichy, renoncez, croyez-moi, à ce moyen infidèle et dispendieux. Sans aller demander au pharmacien les forces digestives qui vous manquent, courez chez le marchand de tabac ; achetez une pipe, une once..., pardon, je voulais dire vingt-cinq grammes de caporal et une boîte d'allumettes chimiques allemandes : bourrez, allumez et fumez, et vous m'en direz des nouvelles !

Cette note nous a été communiquée par un savant professeur de l'École de Médecine.

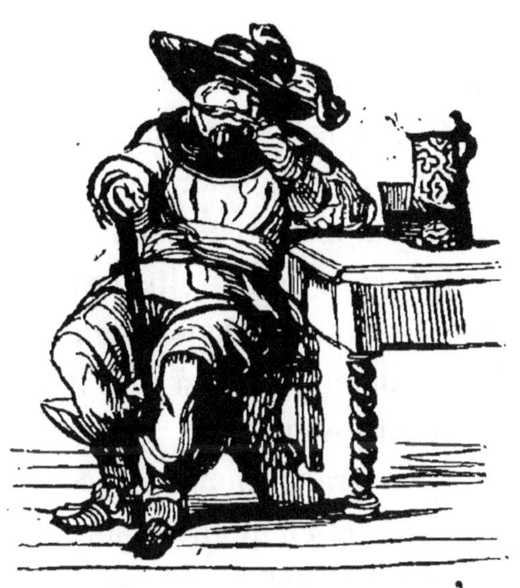

**Quelle boisson faut-il prendre de préférence
en fumant ?**

—

La pipe, en même temps qu'elle apaise la
faim, provoque la soif, et nous invite à rafraî-
chir notre palais échauffé par sa vapeur.
Toutes les boissons, vins, cidre, limona-
des, etc., peuvent, à la rigueur, remplir ce
but ; mais la boisson par excellence, le véri-

3

table soutien du fumeur, c'est la *bierre*. Cette liqueur, résultat de la fermentation de l'orge, est celle dont l'influence sur nos organes est le plus en harmonie avec l'action qu'exerce sur eux la fumée de tabac ; elle les rafraîchit, les stimule, les nourrit à la fois ; elle convient à tous les tempéraments, à tous les âges, à toutes les constitutions.

Il existe un grand nombre d'espèces de bierres, différentes en qualité selon les pays les procédés de fabrication et les matières employées. En première ligne se place la *bierre de Flandre*, qui jusqu'à présent n'a trouvé de rivale en aucun lieu ; puis vient la *bierre de Strasbourg* qui, des rives du Rhin, s'est étendue jusqu'aux bords de la Seine. Et avec elle la *canette* et la *chope* se sont impatronisées au milieu de nous ; elles se sont dépouillées de leur béotisme alsacien pour prendre une allure parisienne qui leur sied à merveille. La canette est vive et gentille, et grâce à elle, nous n'avons plus rien à envier à nos voisins d'outre-Rhin : elle nous a initiés à leurs joies germaniques en nous versant à flots d'or sa liqueur bienfaisante.

Après la bierre de Strasbourg vient la *bierre blanche*, dite de *Louvain*; et enfin la bierre ordinaire de Paris. Cette dernière est la pire de toutes : elle est lourde, épaisse et d'un goût peu agréable. Nous faisons des vœux pour la voir disparaître de nos estaminets.

Au moment où nous écrivons ces lignes, nous apprenons qu'un habile brasseur, M. Combalot, vient de créer une école pour la fabrication de la bierre. Nous nous associons de cœur à cette heureuse innovation, qui promet beaucoup pour l'avenir de cette industrie.

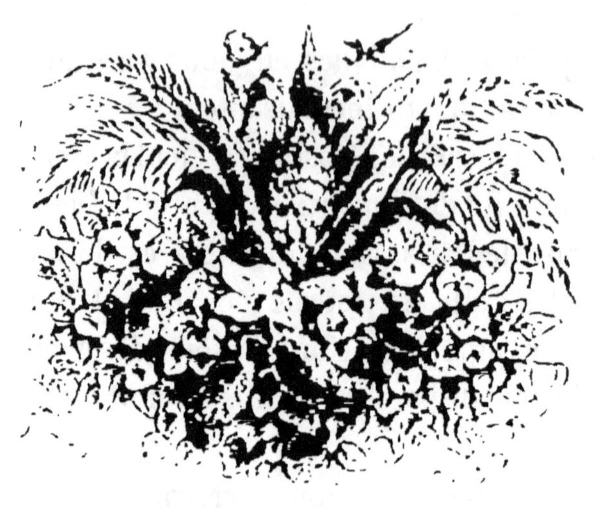

Des idées en général,

ou influence du tabac sur les fonctions

du cerveau.

—

Que nos lecteurs ne s'effraient pas de ce titre ambitieux et pédantesque, et veuillent bien ne pas nous prendre pour un professeur de philosophie ou toute autre chose analogue. Notre esprit n'est point du tout façonné pour des subtilités métaphysiques ; et nous avouons à notre honte, mais sans rougir, que nous préférons de beaucoup passer une heure à l'estaminet, ce temple de la pipe, que devant une chaire de philosophie, fût-elle occupée par M. Cousin, le ministre philosophe. Nous n'examinerons donc pas si les idées sont des images qui se peignent dans notre cerveau, ou si nous voyons toutes choses dans le grand Être, si les idées sont innées, si elles viennent des sens, ou si elles ne sont que le souvenir d'une existence passée, d'un monde meilleur dont nous sommes déchus, etc... Nous laisserons toutes ces subtiles questions se débattre à leur aise sur les bancs de l'école, et sortir si elles le peuvent du cercle étroit dans lequel elles tournent depuis que les hommes ont été assez sottement orgueilleux pour les aborder.

Mais sans vouloir, Dieu merci, nous occuper de ces disputes scolastiques, sans chercher à découvrir la nature des idées, il est de notre sujet d'examiner si le tabac en fumée ou en poudre n'exerce pas sur elles quelque influence.

Étudions d'abord l'effet produit par la fumée.

Lorsque les fibres du cerveau, encore tendres, ne sont pas familiarisées avec les émanations odorantes du tabac, son action sur elles est en tout point semblable à celle des liqueurs spiritueuses : il trouble la raison, cause des éblouissements, des vertiges, et produit, en un mot, une ivresse profonde qui n'est rien moins qu'agréable, il faut en convenir, et qui souvent fait le désespoir des apprentis fumeurs. Mais quand on a su, par une religieuse persévérance, surmonter ces premiers obstacles, quand le cerveau est moins ébranlé par la fumée, alors s'ouvre devant le jeune adepte un monde nouveau, monde indéfinissable, véritable fantasmagorie que la plume ne saurait dépeindre, et dont je voudrais pourtant donner une idée aux détracteurs, s'il en existe encore, de la précieuse

plante dont nous nous sommes faits les apô-
tres. Un sentiment de bien-être, une ivresse
voluptueuse, un je ne sais quoi de vaporeux
s'empare de nos sens, nous ravit et nous transporte. Nos pensées se succèdent sans efforts,
et prennent une teinte mélancolique et suave
qui réjouit l'âme et le cœur. Les doux souve-
nirs, les tendres émotions, les moments de
bonheur, trop courts, hélas! que nous avons
passés sur la terre, se représentent à notre
esprit enchanté. Divine extase où viennent se
confondre le passé, le présent et l'avenir, nos
rêves, nos craintes, nos espérances.

Semblable au trépied prophétique sur lequel la sybille de l'antiquité venait s'asseoir
pour pénétrer les secrets de l'avenir, le tabac
nous dévoile aussi les choses futures; et
quand les Espagnols entrèrent pour la première fois dans le Nouveau-Monde, les prê-
tres, en quelques circonstances solennelles,
lorsqu'ils voulaient prédire quelque événe-
ment important, en respiraient la fumée qui
les jetait dans une sorte d'exaltation men-

tale bien propice au but qu'ils se proposaient.

O pipe! objet de mon culte, tu es la conseillère des grandes actions, tu es la clé des inspirations généreuses, tu es le mobile le plus puissant qui fait mouvoir le siècle! C'est toi qui me dictes ces paroles, c'est sous ta douce et poétique influence que j'écris ces lignes. O vous, artistes et poëtes qui voulez parler le langage des dieux, donnez l'essor à votre imagination au milieu des fumées enivrantes qu'elle exhale, venez puiser à cette source sacrée, l'Hippocrène des temps modernes!

Le tabac, introduit en poudre dans les narines, exerce une action tout autre que celle produite par la vapeur. L'espèce d'irritation, de titillation qu'il procure à la membrane pituitaire, réveille l'engourdissement, l'apathie, le laisser-aller auquel chaque individu est enclin, remonte momentanément les idées, ou du moins les distrait pendant quelques instants de leur cours ordinaire. Sous son influence, les pensées deviennent plus claires,

plus rapides, les perceptions moins confuses;
l'esprit est plus net, les opérations de l'intelligence s'exécutent avec moins d'efforts; en
un mot, le tabac en poudre est un puissant
auxiliaire des études sérieuses et profondes.

LE TABAC

est le plus puissant antidote des peines morales.

—

En voyant de toutes parts l'humanité fumer, priser ou mâcher les feuilles du tabac, sur toutes les parties du globe, à toutes les latitudes, sous l'influence de tous les climats, dans tous les degrés de civilisation, dans toutes les conditions de la vie sociale, dans les palais et dans les chaumières, sous la tente et

sur le tillac; en considérant que partout il
est vivement recherché, que partout on est
avide de la sensation qu'il produit, que sa
privation cause un malaise et un véritable
tourment difficile à supporter; qu'en tous
lieux enfin son usage est tellement nécessaire,
qu'il est devenu une source abondante de ri-
chesses pour la plupart des gouvernements:
en se livrant à ces considérations, dis-je, n'est-
on pas en droit de conclure que la prodigieuse
consommation de cette plante n'a pas seulement pour cause la recherche d'un plaisir sen-
suel, mais encore d'une distraction, d'un remède contre les peines morales?

L'homme, en vertu de son organisation, a
sans cesse besoin de sentir, et presque toujours il est malheureux, soit par les fléaux
que la nature lui envoie, soit par les tristes
résultats de ses passions aveugles, de ses er-
reurs, de ses préjugés, de son ignorance. Le
tabac exerçant sur nos organes une impression vive et forte, susceptible d'être renou-
velée fréquemment et à volonté, on s'est livré

avec d'autant plus d'ardeur à l'usage d'un semblable stimulant, qu'on y a trouvé à la fois le moyen de satisfaire le besoin impérieux de sentir, qui caractérise la nature humaine, et celui d'être distrait momentanément des sensations pénibles ou douloureuses qui assiégent sans cesse notre espèce. Avec le tabac, nous supportons plus aisément le fardeau de la vie ; le sauvage endure plus courageusement la faim, la soif et toutes les vicissitudes atmosphériques ; et parmi les hommes qui se disent civilisés, son secours est souvent invoqué contre l'ennui et la tristesse. Il soulage quelquefois momentanément les tourments de l'ambition déçue de ses espérances, et concourt à consoler, dans certains cas, les malheureuses victimes de l'arbitraire et de l'injustice.

Gloire au tabac !

Laissons quelques censeurs moroses condamner des jouissances qu'ils ignorent, et chercher à les flétrir par des airs d'un ridicule dédain. Prenons en pitié leurs stupides argu-

ments, et contentons-nous d'y répondre par
ces vers d'un grand homme :

En dépit d'Aristote et sa docte cabale,
Le tabac est divin, il n'est rien qui l'égale.

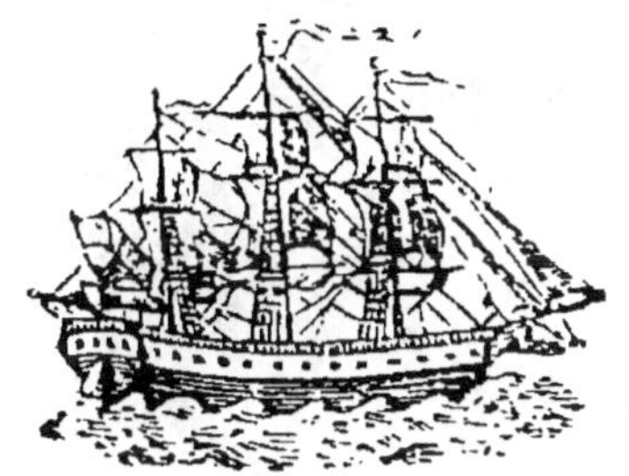

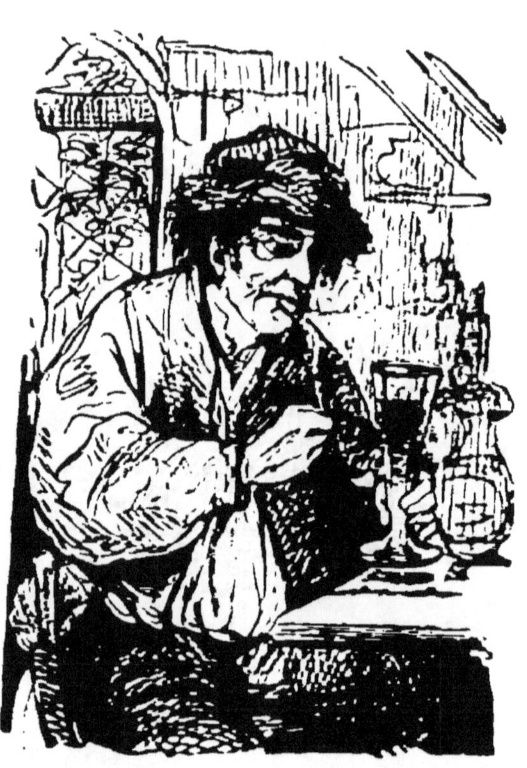

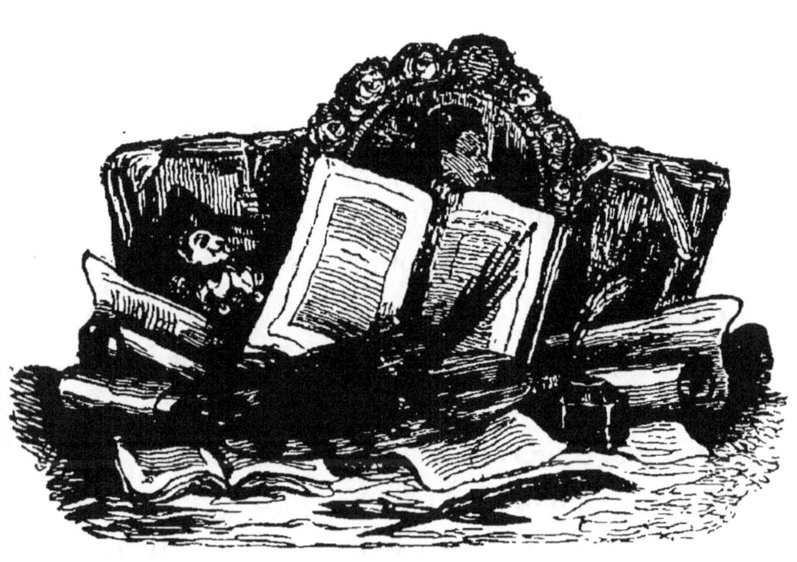

Un mot sur Hoffman.

—

Esprits sceptiques et timides qui doutez encore, malgré nos paroles, de la magique influence que les suaves odeurs de la pipe exer-
cent sur le cerveau, écoutez ce qui va suivre,
et demeurez enfin convaincus.

Remontons, si vous le voulez bien, le cours

de ce siècle, et rendons-nous ensemble dans une des tavernes de Dresde. Attablé au milieu d'intrépides buveurs, remarquez cet homme presque immobile, les joues légèrement colorées, le front capricieusement éclairé par un quinquet fumeux. Considérez, je vous prie, avec quelle intime volupté il aspire les parfums renfermés dans le fourneau de sa pipe..... Comme sa tête est noble et expressive ! Comme ses yeux sont brillants et réflètent avec puissance la beauté de son génie ! Mais silence !.... L'inspiration est descendue dans l'âme du fumeur à travers le brouillard tabagique.

Il a soigneusement posé près de lui l'instrument de ses délices, le fidèle compagnon de ses malheurs, la clé de ses rêveries. Il saisit un crayon et dessine..... Que va-t-il donc faire jaillir de son fantastique cerveau ?.... On se presse autour de lui ; on se tait, on l'admire, car la belle étrangeté de son talent est bien connue. Enfin le crayon a cessé de courir sur le papier..... Le croquis passe de main en main, et vous pouvez tous voir *maitre Floh*, le roi des puces, errant au milieu des ténèbres, une torche flamboyante à la main, et le corps couvert d'un vaste linceuil. Vous vous extasiez devant une production aussi originale, aussi extraordinaire, aussi bien exécutée. — Vous me demandez quel est cet homme..... Eh bien, je vous découvre avec orgueil que cet illustre fumeur est l'auteur de *Kreisler*, de *Cornaro*, du *Mystérieux*, de l'*Homme au sable*, de *mademoiselle de Scudery*, et des *Contes fantastiques*; que c'est l'émule et le rival de Callot, que c'est enfin Théodore-Guillaume HOFFMANN, à la fois artiste, poète et philosophe.

Tirez vos conclusions.

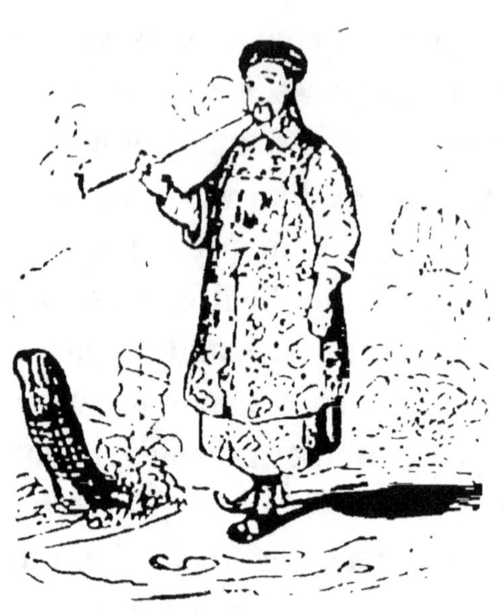

Comme quoi le bonheur ne peut se trouver
que dans l'usage du tabac.

—

On lit dans le *Dictionnaire philosophique*
de Voltaire, article *Bien, souverain bien* :

Si on ne donne le nom de bonheur qu'à
un plaisir toujours permanent ou à une file
continue et variée de sensations délicieuses,

le bonheur n'est pas fait pour ce globe terra-
qué : cherchez ailleurs. »

Voltaire ne fumait pas! car il n'eût jamais
tiré cette conclusion; et ce bonheur qu'il
nous invite à chercher ailleurs, il l'eût facilement trouvé dans la pipe, ou même dans une
tabatière. En effet, ce plaisir toujours permanent, cette file continue et variée de sensations
délicieuses, le tabac seul peut nous les procurer; il est toujours à notre disposition, et
nous pouvons à volonté nous enivrer de ses
parfums.

Cette vérité n'a pas besoin, j'imagine, de
démonstration; j'en appelle à tous les fumeurs
ou priseurs.

Nous invitons les éditeurs à venir du *Dictionnaire philosophique* à mettre en note ce
petit commentaire.

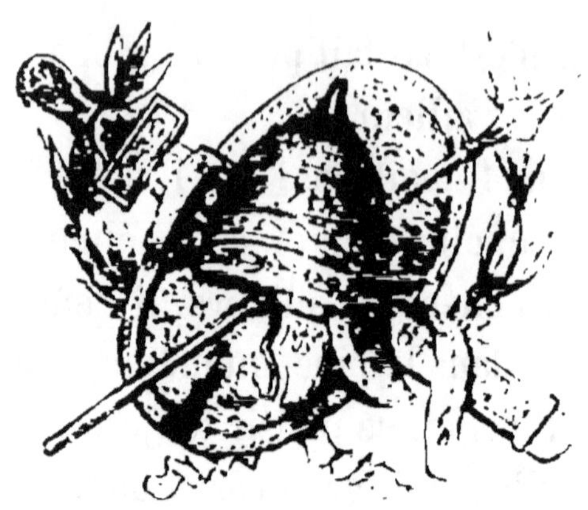

Suicide.

Jam mala finissem letho, sed credula vitam
Spes fovet, et melius cras fore semper ait.

Ovid.

La mort allait terminer mes jours, mais la crédule espérance a réchauffé ma vie en me promettant un meilleur lendemain.

Comme l'exilé de Tome, je me suis quelquefois trouvé dans ces moments de doute et de désespoir où l'idée du suicide me souriait de loin. Savez-vous, lecteurs, ce qui a réchauffé ma vie, retenu ma main prête à frapper? L'espérance, allez-vous dire? Non, ma pipe!!!

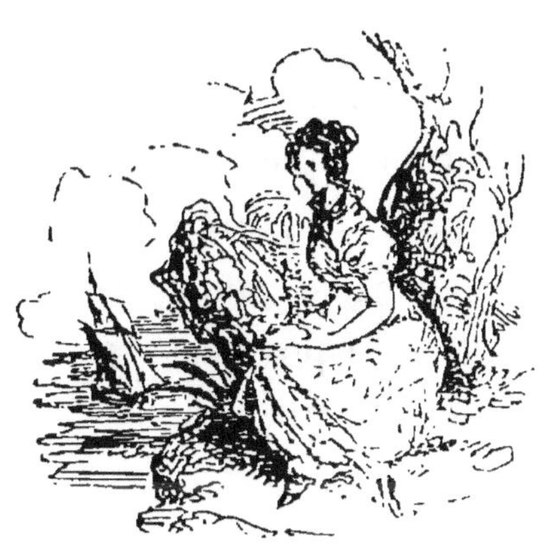

Les Martins-Pêcheurs.

Ovide dit un peu plus loin :

Hæc laqueo volueres, hæc captat arundine pisces,
Cum tenues hamos abdidit ante cibus.

C'est elle (l'Espérance) qui tend les lacs de l'oi-
seleur et qui suspend à la ligne du pêcheur l'ha-
meçon aigu que cache un appât.

Je ne sais s'il y avait, du temps d'Ovide, de
ces Martins-pêcheurs qui, les jambes dans
l'eau, le nez au vent, se vouent, depuis l'au-

rore jusqu'au crépuscule, à l'intéressante oc-
cupation d'attraper quelques goujons à la
ligne, le tout pour la grande édification des
badauds parisiens ; mais j'en doute. Qui pourrait, en effet, leur inspirer cette patience héroïque, cette persévérance à toute épreuve, si
ce n'est la pipe ?

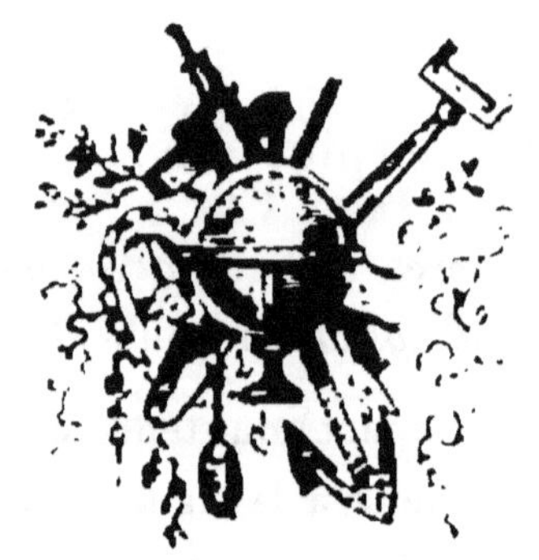

Quel tabac doit-on fumer de préférence au point de vue hygiénique?

—

Nous n'avons plus rien à dire sur cette importante question ; elle a été traitée à fond dans la *Physiologie*. Qu'il nous suffise donc d'unir notre voix à celle de notre savant collègue pour proclamer hautement le caporal le roi des tabacs. Comme lui nous ne permettrons l'emploi du Maryland qu'aux personnes dont la bouche est trop sensible et la poitrine trop délicate.

Des diverses espèces

DE PIPES

toujours au point de vue hygiénique.

—

Mais si nous sommes tombés d'accord avec l'illustre auteur de la *Physiologie* quand il s'agissait du tabac, nous devons, quoi qu'il nous en coûte, nous séparer de lui, maintenant qu'il est question de pipes. La vérité avant tout.

Si l'on ne considère dans une pipe, comme l'a fait le savant professeur dont nous venons de parler, que la matière, la forme et la commodité, sans aucun doute la palme revient de droit à la pipe en terre, je dirai même au brûle-gueule : elle est la reine des pipes. Mais si l'on envisage la question au point de vue hygiénique, c'est tout autre chose. La fumée, en effet, est d'autant moins nuisible qu'elle est plus douce et plus froide : trop de chaleur gâte les dents, comme nous le démontrerons; une trop grande âcreté irrite les parois de la bouche. Or, plus la distance qui sépare les lèvres du foyer d'où la fumée s'exhale sera grande, et plus celle-ci aura de temps pour se refroidir et déposer les principes âcres qui l'accompagnent. C'est donc aux pipes à longs tuyaux que nous donnons la préférence, *en qualité d'hygiéniste, bien entendu.*

DU CIGARRE

ET DE LA CIGARRETTE,

toujours au point de vue hygiénique.

Le cigarre, toutes choses égales d'ailleurs,
est moins salutaire que la pipe. Il irrite da-
vantage les muqueuses, qui se trouvent im-
médiatement en contact avec le tabac lui-
même, c'est à la fois fumer et chiquer, pour
ainsi dire. De plus, sa fumée est brûlante,
surtout lorsqu'il tire à sa fin, et présente
alors les inconvénients que nous venons de

signaler. Mais le cigarre est de mode, et il faut bien sacrifier quelque chose à cette reine du jour. Quant à la cigarrette, ne m'en parlez pas : l'odeur de chiffons brûlés qu'elle répand est détestable aussi bien pour le nez que pour la poitrine.

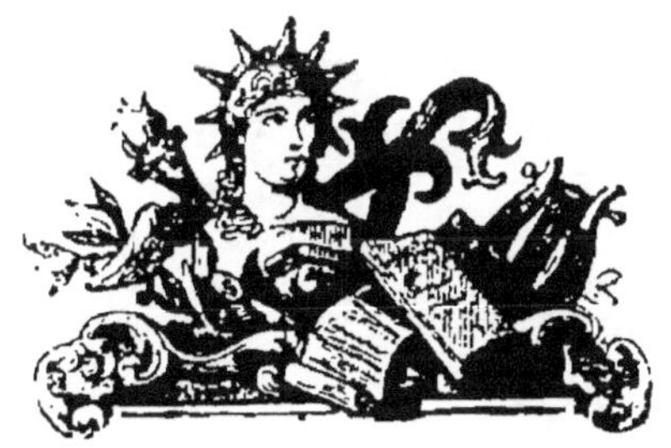

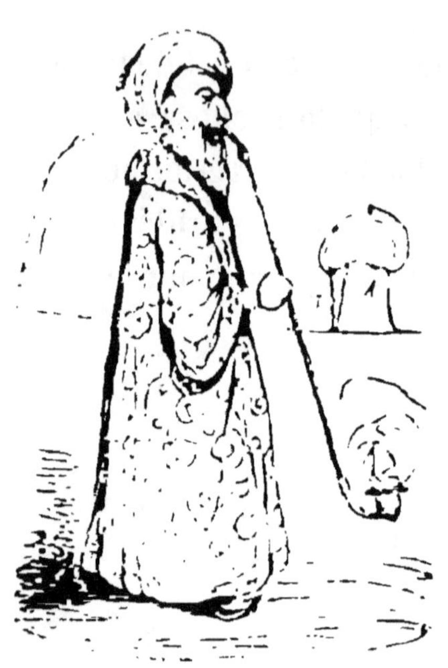

La pipe dans les ténèbres.

Chose étrange, que la pipe soit ennemie des ténèbres, et que, dans l'ombre, elle perde son goût et ses attraits! Si j'étais aveugle, je ne fumerais pas, et c'est en quoi je trouve le plus à plaindre le sort de ces pauvres êtres privés de la lumière des cieux. A quoi tient donc cette singulière anomalie?.... C'est que le plaisir de fumer ne consiste pas seulement dans la sensation que procure aux parois de la bouche la vapeur du tabac ; mais qu'il y a de plus un charme indicible à voir s'échapper de nos lèvres ces nuages d'azur aux reflets argentés, à les suivre dans leurs ondulations incertaines au milieu de l'atmosphère, et à les voir enfin s'évanouir et disparaître sans retour : fidèles images de nos rêves et de nos pensées!

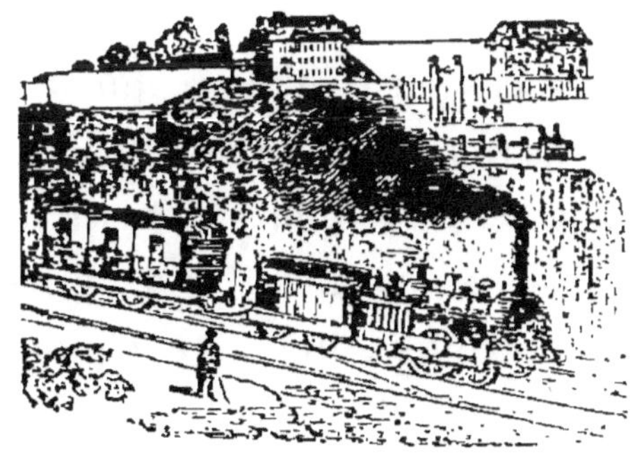

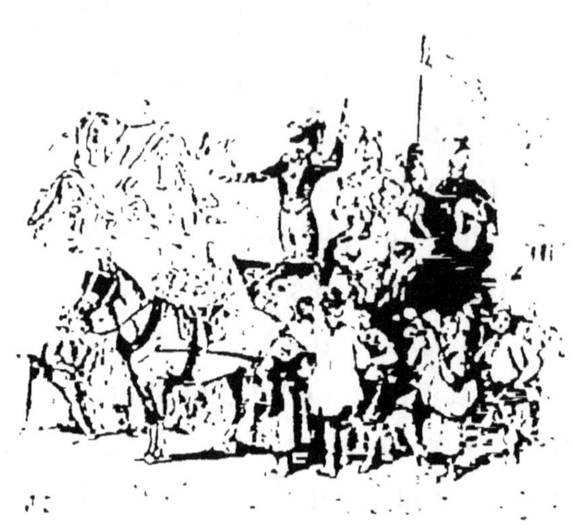

La fumée de tabac a-t-elle une influence nuisible ou salutaire sur la dentition ?

—

Les dents, ces perles d'ivoire que la nature a cachées derrière le voile mobile de nos lèvres, sont et seront toujours, quoi qu'on dise, le plus gracieux ornement de la physionomie : aussi doit-on veiller avec le plus grand soin à leur conservation.

Ici se présente naturellement une grave question : la fumée de tabac leur est-elle nuisible ou salutaire? On peut répondre : l'un et l'autre. La fumée leur est nuisible en effet quand elle est introduite trop chaude dans la bouche, et qu'en même temps on se désaltère avec un liquide froid. Cette brusque variation de température que les dents subissent porte souvent de graves atteintes a leur émail. Mais si l'on évite ces deux inconvénients, la fumée, loin de leur être contraire, devient alors pour elles un puissant moyen de conservation.

Un reproche sérieux que l'on a fait encore à la fumée de tabac, c'est de jaunir l'émail des dents et de ternir leur éclat ; et ce reproche, nous devons le reconnaître, est fondé. Mais il est toujours facile, par quelques soins de propreté, de remédier à ce petit accident. Il suffit de faire usage, deux ou trois fois par semaine, de l'une des poudres et eaux dentrifices dont nous allons indiquer les formules.

POUDRES DENTIFRICES.

Charbon en poudre. . . . . . 8 grammes.

Quinquina en poudre. . . . . . 15 grammes.
Sucre en poudre. . . . . 4 grammes.
Mêlez sur le porphyre.

AUTRE.

Os de sèches porphyrisés. . . . . 125 grammes.
Iris de Florence pulvérisé. . . . . 125 grammes.
Crème de tartre porphyrisé. . . . 92 grammes.
Girofle pulvérisé. . . . . 30 grammes.
Laque carminée. . . . . 15 grammes.
Mêlez.

AUTRE.

Magnésie calcinée. . . . . 30 grammes.
Corail rouge pulvérisé. . . . . . . 30 grammes.
Mêlez exactement.

EAUX DENTIFRICES.

Eau-de-vie de Gayac. . . . . 30 grammes.
Esprit de cochlearia. . . . . 15 grammes.
Essence de menthe. . . . . . 25 gouttes.

AUTRE.

Quinquina concassé. . . . . . 20 grammes.
Gayac concassé. . . . . 40 grammes.

Pyrèthre concassé . . . . 20 grammes.

Girofle concassé . . . . 5 grammes.

Ecorce d'orange . . . . 4 grammes.

Safran. . . . . 5 décigram.

Benjoin. . . . . 2 grammes.

Faites macérer pendant cinq à six jours dans

    Alcool à 32°. . . . . 200 grammes.

Filtrez et conservez.

A l'aide de ces poudres et élixirs on obtient un récurage parfait ; les dents demeurent intactes et conservent toujours leur blancheur primitive.

Mais un accident beaucoup plus grave, parcequ'il est irrémédiable, et contre lequel nous devons prémunir nos lecteurs, c'est l'usure des dents par le tuyau de la pipe en terre. Quoi de plus choquant, de plus disgracieux, que cette espèce de lucarne creusée dans l'épaisseur du ratelier ? Nous conseillons donc à tous ceux qui emploient ce genre de pipe de préserver leurs dents de son contact immédiat en garnissant avec une plume, ou mieux avec un fil roulé, l'extremité du tuyau.

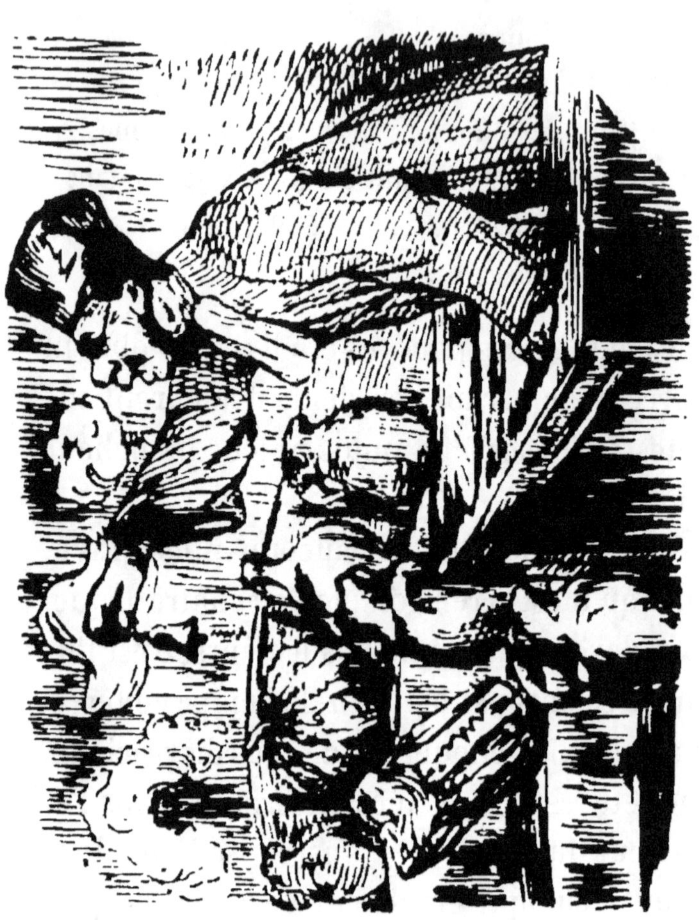

Le Sommeil et le Tabac.

—

S'il est une arme puissante avec laquelle
on puisse combattre le sommeil, c'est le tabac en poudre. Il stimule, il réveille nos sens
engourdis, et donne une activité nouvelle à
notre intelligence fatiguée. Sans son secours,
juges dans leur tribunal, pairs de France sur
leurs siéges, professeurs dans leurs chaires,
élèves sur leurs bancs, dormiraient à qui
mieux mieux ; et la Cour d'assises, et celle

des Pairs, et les amphithéâtres de nos facultés seraient plongés dans une somnolence
continuelle. Mais la tabatière est là, qui les
rappelle à leur devoir et les fait sortir de leur
léthargie. Cependant, il faut le dire, quelque
grande que soit son efficacité, nous l'avons
vue quelquefois échouer devant l'éloquence
soporifique de certains professeurs. Un de ces
messieurs, que je ne veux pas nommer, vint
un jour me demander quel remède il faudrait
opposer à l'invincible tendance au sommeil
de son auditoire : « Ne rien dire, » lui répon-
dis-je; et il s'en alla satisfait.

Mais qui pourrait croire à tant d'ingratitude ? L'université, qui n'existe que par le tabac; qui, grâce à lui, peut encore faire entendre son jargon monotone et suranné,
moitié grec, moitié français, moitié latin, l'u-
niversité est ennemie du tabac! Nous savons
un des plus distingués de ses membres qui a
failli payer bien cher une apologie de cette
plante. Que cela cependant ne nous sur-
prenne pas! L'université n'a pas encore

quitté sa perruque ; c'est un vieux débris des vieilles institutions, sans cesse battu par le flot du progrès, sans s'en étonner, sans en être ébranlé.

Honneur donc à ces professeurs courageux qui osent braver ses menaces, et faire du tabac l'objet d'un culte qu'elle a proscrit ! L'avenir est à eux en dépit des admonitions rectorales et des destitutions ministérielles !

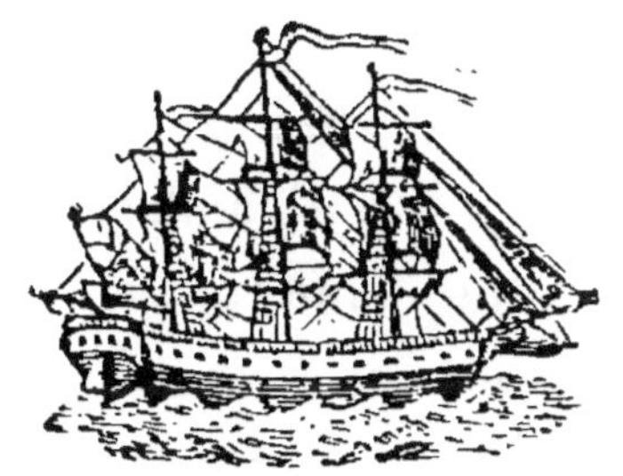

DU TABAC.

L'étudiant en Médecine.

—

Quelques *malintentionnés*, ennemis quand même du tabac, ont eu l'audace de dire et de publier que cette plante répandait une odeur infecte ! Mais tous les hommes sensés et non prévenus savent bien que cette *odeur infecte* est éminemment *désinfectante*, et qu'il n'est aucun préservatif de la peste ou des maladies contagieuses qui l'emporte sur elle. Le camphre et les chlorures si vantés, les vinaigres et sachets odorants n'ont qu'une action bien faible à côté de celle qu'exerce la fumée de tabac! Grâce à elle, comme l'a fait remarquer très judicieusement l'auteur de la *Physiologie*, le retour du choléra n'est plus possible; l'étudiant en médecine peut vaincre la mort et s'exposer impunément aux exhalaisons miasmatiques des *sujets*. La pipe est maintenant un objet de première nécessité pour les disciples d'Esculape, aussi indispensable que leur scalpel et leur *Cruveilhier*. On peut dire que c'est sur elle que l'anatomie fonde aujourd'hui ses plus belles espérances, et par elle qu'elle doit atteindre son *nec plus ultrà*. L'auteur, passez-lui cette petite confidence, parle ici en connaissance de cause... Comprenez-vous ?

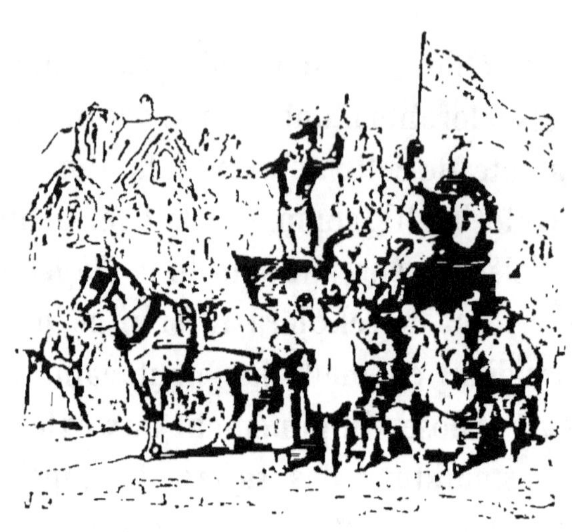

Mal de dents.

Disparaissez, remèdes odontalgiques, Paraguay-Roux, Créosote, Eau de Mars, etc.; drogues surannées qui n'avez de vertus que celles que vous prête le charlatanisme des annonces; disparaissez, et reconnaissez enfin pour vainqueur la fumée de tabac! Je m'étonne que, dans un siècle qui se dit éclairé, où les sciences semblent avoir acquis leur plus haut degré de splendeur; où la médecine, secouant la poudre de sa vieille perruque, se rajeunit au souffle du progrès ; je m'étonne, dis-je, qu'on puisse impunément préconiser une foule de remèdes qui n'ont même pas le mérite d'être innocents. Pourquoi, je vous prie, placer sur vos gencives des liquides qui les brûlent et les désorganisent; qui, loin de faire cesser la douleur, ne font que lui donner le change en la transposant ; quand, sous votre main, et sans qu'il soit jamais besoin d'avoir recours à l'apothicaire, se trouve un moyen héroïque d'anéantir à coup sûr les douleurs de dents les plus vives?

Vous donc, malheureux mortels, qui êtes en proie à ces cruelles souffrances, écoutez le conseil d'une voix expérimentée, amie de votre santé et de votre bourse : Fumez, et vous les verrez disparaître comme par enchantement; car la vapeur du tabac, en vertu de ses propriétés narcotiques, endort la douleur et arrête la carie qui en est la cause.

Maux de tête.

—

Mais là ne se borne pas l'efficacité du tabac contre les maladies qui nous affligent ; il
est encore le remède souverain du mal de
tête. Toutefois, ce n'est plus en fumée qu'il
convient ici de l'employer pour combattre
cette douloureuse affection, mais en poudre.
Introduit sous cette forme dans les fosses nasales, il les ramollit, active leur sécrétion et

facilite la respiration par le nez. Il fait également disparaître le larmoiement; et c'est en ce sens qu'il faut entendre ce proverbe, que le tabac éclaircit la vue. Bien plus! on l'a vu quelquefois guérir la surdité, en débarrassant la trompe d'Eustache (1) des mucosités qui l'obstruaient.

Nous ne voulons pas entrer plus avant dans le domaine de la médecine, car nous n'en finirions pas s'il fallait énumérer toutes les vertus de cette merveilleuse plante.

(1) Conduit qui fait communiquer l'intérieur de l'oreille avec les fosses nasales.

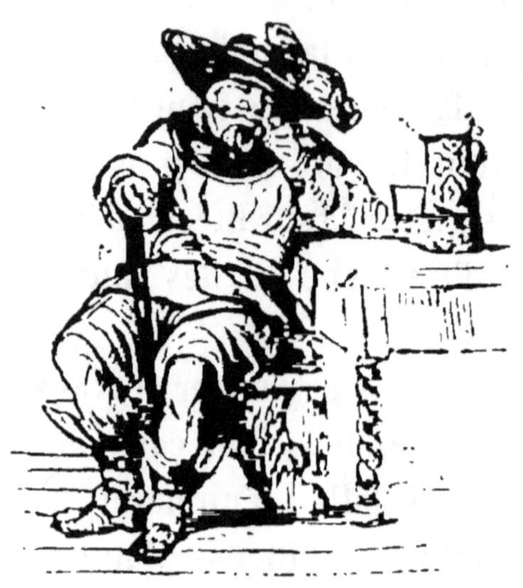

Des inconvénients qui peuvent résulter de l'usage immodéré du tabac.

Est modus in rebus, sunt certi denique fines,
Quos ultra citraque nequit consistere rectum.

Il est une limite, il est un terme dans les choses, en deçà ou au delà desquels le bien ne saurait être, a dit Horace. Et cette maxime s'applique à tout, depuis l'art de bien vivre jusqu'à celui de fumer.

Car, si l'usage modéré du tabac est une source de pures jouissances, l'abus de cette plante peut amener de graves inconvénients, même chez les personnes qui y sont le mieux accoutumées. L'habitude de fumer, par l'excitation continuelle qu'elle exerce sur les glandes salivaires, et la grande quantité de salive dont elle détermine l'excrétion, produit un amaigrissement sensible et un dépérissement graduel ; elle nuit à l'intégrité du goût en émoussant la sensibilité de cet organe. D'un autre côté, l'usage du tabac prisé finit souvent par affaiblir et quelquefois même par anéantir la sensibilité de la membrane pituitaire et parconséquent de l'organe de l'odorat. On a prétendu également que le tabac dérangeait la mémoire, et la rendait moins nette ; mais cette assertion est erronée.

Nous conseillons donc à tous ceux qui usent de cette plante de le faire dans de justes limites, s'ils ne veulent pas s'exposer aux accidents inévitables que nous venons de signaler. Qu'ils se persuadent bien que rien n'est plus pernicieux que de fumer ou priser toujours, et que, loin d'en retirer une plus forte somme de plaisir, ils finiront au contraire par y devenir tout-à-fait insensibles.

« Le vrai fumeur n'est pas celui qui fume toujours ; celui-là n'est qu'un gourmand. Le gourmet prend son temps, et fume à ses heures. »

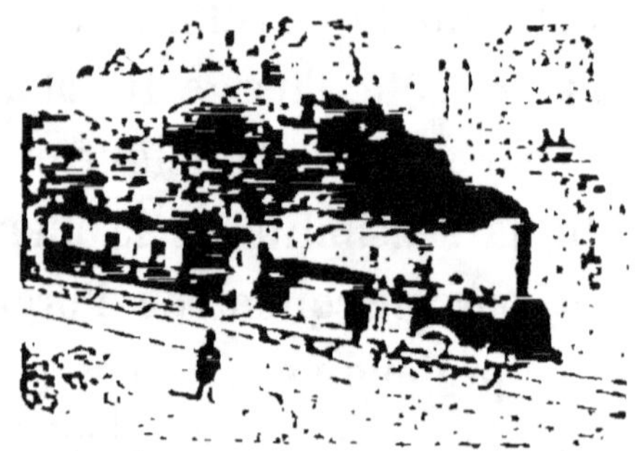

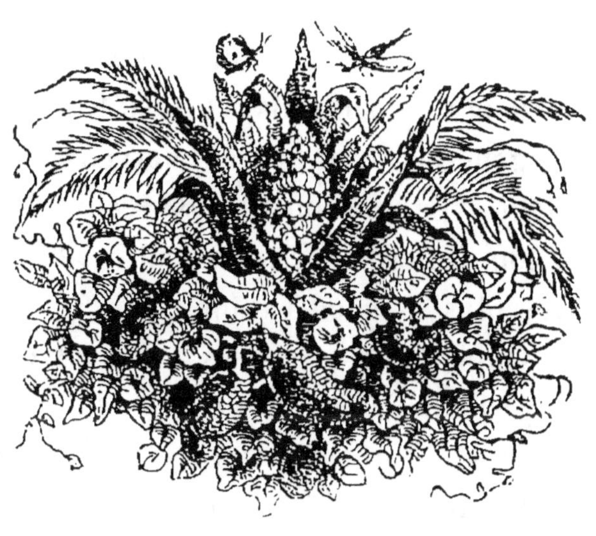

De l'usage du tabac selon les divers tempéraments.

Le tabac en fumée ou en poudre n'exerce pas sur tous la même action ; ses effets varient selon les individus, les sexes, les âges, les tempéraments.

On conçoit facilement qu'il est impossible

d'établir sur une base aussi mobile des principes certains ; nous dirons cependant, d'une
manière générale, que les gens nerveux, bi-
lieux, délicats, d'une constitution sèche, doi-
vent, sinon s'interdire le tabac, au moins en
user avec plus de modération que les personnes lymphatiques, grasses, qui boivent
beaucoup de liquides et qui habitent des
pays froids et brumeux. Aussi voyons-nous
l'usage du tabac beaucoup plus répandu en
Hollande, en Allemagne et dans le nord de la
France que dans les pays méridionaux.

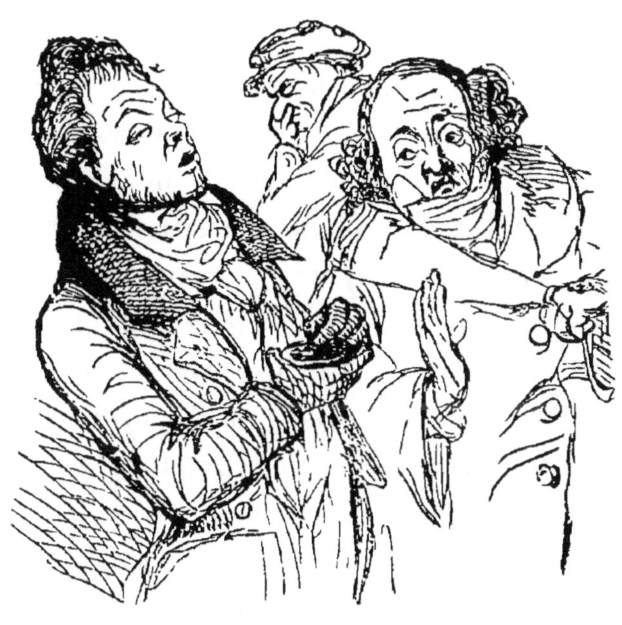

**De l'habitude du tabac en fumée
ou en poudre.**

—

L'homme et tous les êtres vivants qui peu-
plent la surface de la terre sont sans cesse
tourmentés de besoins impérieux, qui tous
ont pour but la conservation de l'individu et

6

la propagation de l'espèce. Ceux-ci (les ani-
maux) n'en éprouvent jamais d'autres ; mais
l'homme, en vertu de son intelligence, a le
privilége, heureux ou malheureux, de se créer
de nouveaux goûts, de nouveaux appétits,
qui, par leur vivacité, ne le cèdent en rien
aux premiers. Telle est, par exemple, l'habitude de fumer, de priser ou de mâcher les
feuilles du tabac, qui, une fois contractée, devient presque toujours un besoin très urgent,
aussi marqué que celui des aliments, et qui
laisse dans une sorte d'inanition ceux qui ne
peuvent le satisfaire. L'anecdote suivante, que
nous tenons d'un médecin digne de foi, prou-
vera cette assertion.

« Il y a une vingtaine d'années, me disait-
il, qu'herborisant dans la forêt de Fontaine-
bleau, je rencontrai un homme étendu par
terre. Je le croyais mort, lorsque, m'approchant de lui, il me demanda d'une voix plain-
tive si j'avais du tabac, et, sur ma réponse négative, il retomba presque aussitôt sans connaissance. Cet état ne cessa que lorsque je lui

eus amené un bûcheron qui lui en donna de suite plusieurs prises; il nous raconta alors que, s'étant mis le matin en route, croyant avoir sa tabatière, il s'était aperçu qu'elle lui manquait; qu'il avait marché tant qu'il avait pu, mais qu'enfin un besoin impérieux se faisant sentir, il lui avait été impossible d'aller plus loin; et il ajouta qu'il serait mort sans mon secours, conclusion exagérée sans doute, mais qui prouve la privation extrême qu'il ressentait. »

Toutefois il est des personnes chez lesquelles l'empire de la volonté est tellement puissant, qu'il parvient à maîtriser les plus violentes passions. Je sais un de mes parents qui, pendant vingt-cinq ans, fut un des plus intrépides fumeurs de la Flandre, ce pays de la bonne bière et du bon tabac : par un de ces caprices bizarres que l'on ne saurait comprendre, il résolut un jour de divorcer avec sa pipe (on le concevrait avec sa femme); eh bien! quatre ans se sont écoulés depuis ce jour de fatale mémoire, et il a tenu parole, et

tout me fait penser qu'il la tiendra longtemps.
A-t-il souffert de cette privation? la lutte a-t-
elle été difficile? C'est un mystère pour tous.

Mais vous, joyeux fumeurs, à qui j'adresse
ce livre, gardez-vous de suivre un aussi triste
exemple, d'imiter une aussi cruelle désertion,
qui révolte la nature, et dont je rougis pour
le coupable, excellent homme du reste. Eh!
pourquoi renoncer volontairement au plaisir,
dans ce monde si ennuyeux par lui-même,
Pourquoi quitter les bancs d'Épicure pour
aller bâiller à l'école d'Héraclite?

Je m'arrête, car je m'aperçois que je de-
viendrais par trop profond.

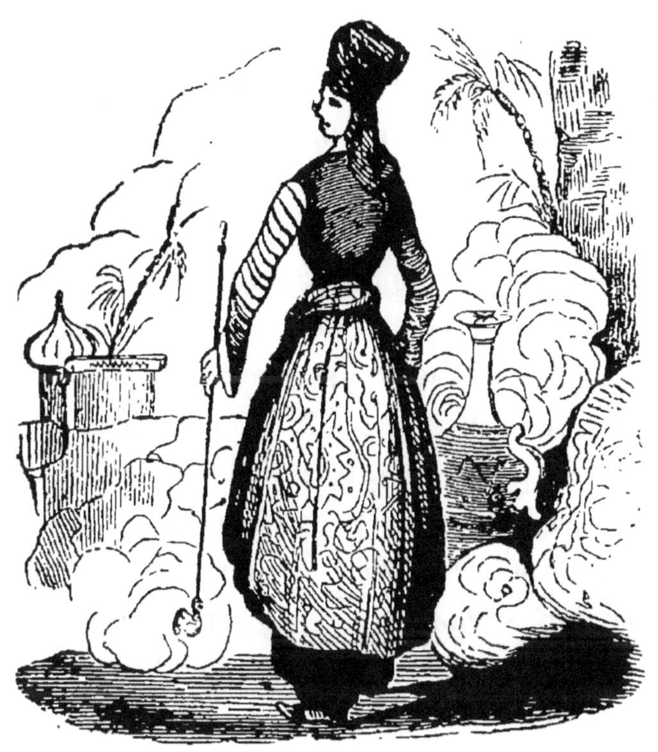

Haleine des fumeurs.

Tous les goûts sont dans la nature, a-t-on dit ; et telle chose qui plaît à l'un, déplaît à l'autre ; ainsi sommes-nous faits. Ceci nous explique pourquoi l'odeur que laisse après elle la fumée de tabac trouve encore parmi nous tant de détracteurs et d'apologistes. Mais le nombre des premiers diminue de jour en jour, à mesure que l'art de fumer se perfectionne et s'étend. Car la pipe envahit tout, depuis la mansarde du pauvre et de la grisette jusqu'aux palais des rois; le beau sexe en fera bientôt un objet de coquetterie, et nous arriverons alors à la fusion universelle que nous promet l'auteur de la *Physiologie*, où toutes les bouches, également parfumées, s'uniront pour célébrer les suaves odeurs du tabac. En attendant cet heureux jour, nous invitons les personnes qui auraient quelque intérêt à détruire leurs exhalaisons tabagiques à faire usage des excellentes pastilles de *cachou*, composées *ad hoc*.

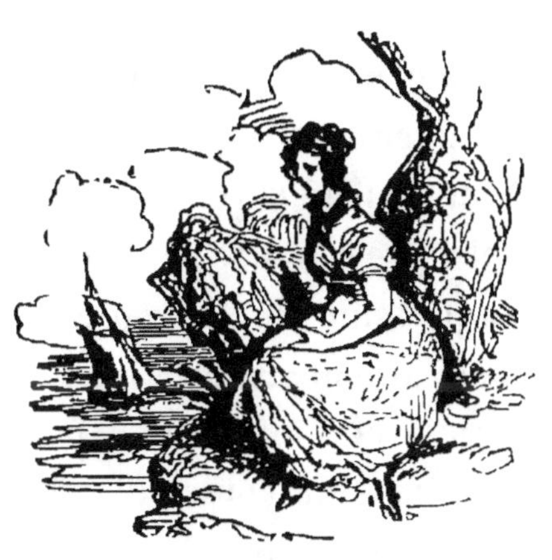

Du tabac et de la littérature

au **XIX**e siècle.

—

Vous avez sans aucun doute, chers lecteurs, éprouvé, après un repas de mets lourds et indigestes, ces tiraillements d'estomac, cette pesanteur du cerveau, ce je ne sais quoi de

triste et de malingreux, signes précurseurs
d'indispositions plus graves. Mais la civilisa
tion, aussi bonne mère que la nature (n'en
déplaise aux rhéteurs et moralistes), a placé
près de vous un remède héroïque, infaillible,
à l'aide duquel votre estomac peut surmonter
facilement l'impression douloureuse qui ré-
sulte d'une mauvaise digestion.

O tabac! grâces et honneur te soient trois
fois rendus..... Car si le corps, avec ses besoins impérieux, est soumis à ton délicieux
empire, l'intelligence, sans ingratitude, ne
peut s'empêcher de reconnaître les services
nombreux que chaque jour tu lui rends.
Aussi, transporté d'admiration quand je pense
aux bienfaits que tu verses à pleines mains
sur nos têtes, aux merveilles éclatantes que
le cerveau humain conçoit et exécute sous tes
ordres, je veux présenter à la prochaine lé-
gislature une pétition demandant qu'on t'é-
lève un temple monumental, à chapiteaux
corinthiens, où ton culte sera professé par de
vieux fumeurs vieillis sous tes drapeaux, et

chargés des lauriers que tu décernes à tes adorateurs.

Mais laissons là ce sujet, pour dire quelques mots de ton influence à préserver nos facultés du choc terrible que serait capable de leur imprimer la foule de mauvais romans, de poëmes inintelligibles, de systèmes surannés, de découvertes faites il y a cinq cents ans, d'inventions pitoyables, révélées chaque jour par la presse, cette grande *blagueuse* de notre époque. Que de gens qui, sans toi, auraient vu les portes de Bicêtre ou de Charenton se refermer sur eux à tout jamais, et cela pour avoir eu l'imprudence de s'abandonner au torrent fangeux de notre littérature! Car, quel est le cerveau assez bien organisé, quel est l'esprit assez fort pour supporter sans ton secours les plates et fastidieuses compositions sous lesquels un troupeau d'écrivains, se disant artistes, ont juré de nous ensevelir? Mais grâce à la laxité que tu entretiens dans nos organes, à la douce mollesse où tu nous plonges, nous ne courons aucun péril. Aussi ton usage est-il la première des mesures de salubrité publique ; l'emploi des préfets de police et des ordonnances contre les chiens enragés ne passe qu'en sous-œuvre.

Les malheureux barbouilleurs qui se rendent ainsi coupables du crime de lèse-humanité, en conspirant à anéantir notre intelligence par ce qu'ils ont la bonhommie d'appeler leurs travaux, sont pour la plupart, remarquez-le bien, des gens n'ayant jamais culotté pipe, ou qui, après avoir suivi le culte du vrai Dieu, ont sacrifié au veau d'or. Les profondes observations pathologiques et psychologiques que j'ai faites à ce sujet m'ont prouvé, d'une manière indubitable, que ces derniers étaient les mieux partagés sous le rapport des infirmités intellectuelles. L'anecdote qui va suivre, et que nous avons choisie au hasard parmi beaucoup d'autres que nous pourrions également raconter, confirmera notre assertion.

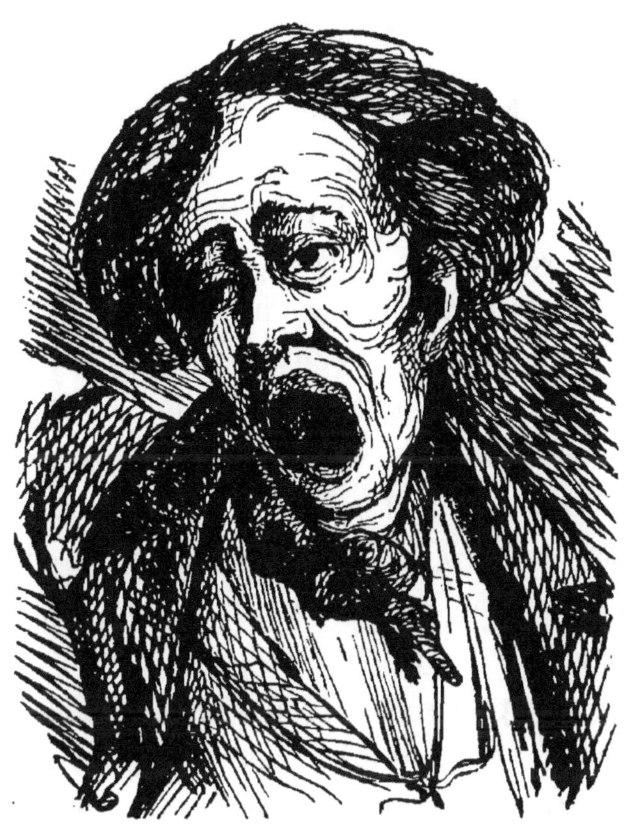

D'un poëte de société qui ne fume pas.

—

Bapaume, ma patrie, a eu l'honneur de
donner le jour à un de ces génies incompris
qui maudissent leur siècle et l'accusent d'a-

veuglement et de stupidité. Éclos par un beau jour de l'an 1814, au milieu d'une tabagie située sur la place d'Armes, notre jeune homme répudia le glorieux patronage sous lequel il était entré dans ce monde de misère ; il devint *gants jaunes* en grandissant, et se lança à corps perdu dans l'anagramme et l'acrostiche (l'histoire ne dit pas s'il s'éleva jusqu'à l'ode). Je n'ai point eu le bonheur de lire ses premières productions, qui servirent dans un jour de détresse à allumer les pipes de l'établissement, perte irréparable, dont la postérité la plus reculée gémira ; mais, si j'en juge par les essais qu'il me soumit plus tard, ces intéressants amusements de l'esprit lui assurent la première place au Parnasse français.

Notre héros (dont on peut voir le portrait ci-dessus), passant dans sa famille pour une merveille plus étonnante que les pyramides d'Égypte et les jardins suspendus de Babylone. Aussi son papa résolut-il d'envoyer l'espoir de ses vieux jours à Paris, pour y chercher for-

lune en y exploitant l'anagramme, le ma-
drigal et l'acrostiche.

Hélas! la poésie est détrônée ; l'asphalte et
le bitume règnent seuls dans nos cités. On
peut faire fortune avec la houille, voire même
la houille de Saint-Bérain, la grêle, l'incendie,
l'assurance mutuelle sur la vie, etc. ; mais
l'anagramme, mais l'acrostiche n'ont, par le
temps qui court, aucune valeur sur la place
de Paris.

J'ai lu dans un vieux chroniqueur, qu'à
l'entrée d'Henri IV dans sa bonne ville de
Paris, un poëte lui présenta son acrostiche,
sur joli papier blanc, moiré, satiné, avec filets
d'or et peintures gothiques, se promettant
sans aucun doute bonne récompense et force
compliments. Le monarque, après avoir lu
la pièce, la lui rendit, en lui disant : « Vous
faites là, monsieur, une singulière profession ;
elle ne doit pas nous rapporter grand argent. »
Et il passa outre. Je ne sais si notre faiseur
d'acrostiches a eu l'honneur de présenter ses
pièces à la cour citoyenne, et si le petit-fils

d'Henri IV, suivant l'exemple que lui a légué son aïeul, a écarté l'importune requête par une fin de non-recevoir. Toujours est-il que notre malheureux poëte habite aujourd'hui Compiègne où, au lieu de faire des vers, il minute paisiblement des actes de vente de propriétés, de fonds d'épiciers, etc. Il n'a conservé de son ancienne profession qu'une vanité excessive, et une élégance de mauvais goût sous laquelle il cherche à déguiser le vide et la platitude de son esprit. Mais l'oreille de l'âne trahit toujours la peau du lion.

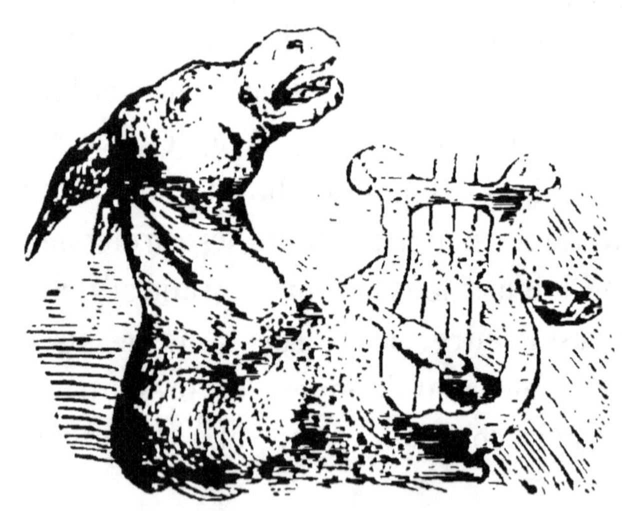

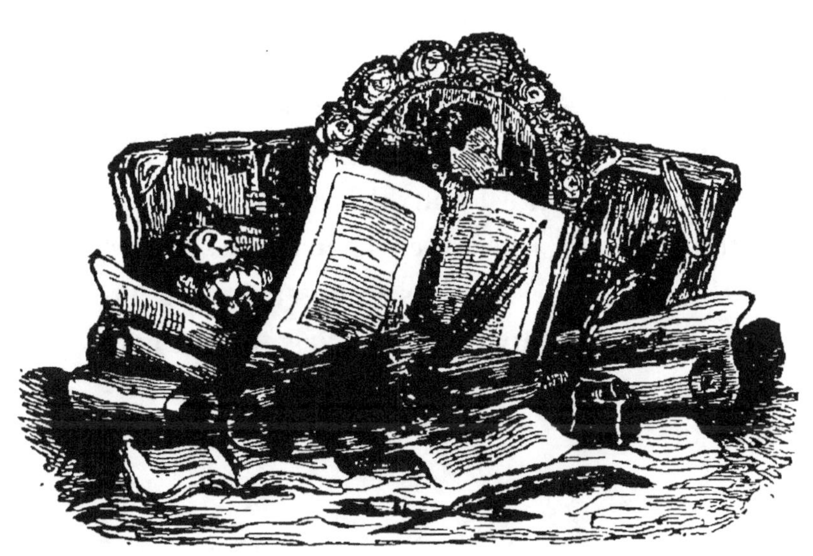

Scandaleuse omission signalée dans un des poèmes de lord Byron.

On lit dans le chant premier de *Don Juan*, traduction d'Amédée Pichot :

I.

« Il est doux, à l'heure de minuit, sur la plaine azurée des flots éclairés par la lune, d'entendre les mouvements cadencés de la rame et les chants lointains du gondolier de l'Adriatique. Il est doux de voir paraître l'étoile du soir, d'écouter la brise de la nuit glissant sur les feuilles frémissantes du bocage ; il est doux d'admirer Iris traçant dans l'horizon son arc céleste, suspendu sur l'Océan.

II.

 Il est doux d'entendre les aboiements fidèle gardien de nos dieux pénates, qui salue de loin notre retour. Il est doux de penser qu'à notre arrivée le sourire y va épanouir tous les visages ; il est doux d'être réveillé par l'alouette, ou endormi par le murmure d'un ruisseau. Il est doux d'écouter le bourdonnement des abeilles, la voix des jeunes filles, le chant des oiseaux, le bégaiement des enfants, et leurs premières paroles.

III.

 Il est doux de voir les grappes de la vendange répandre sur la terre des ruisseaux de pourpre. Il est doux de s'échapper des villes tumultueuses, pour aller partager la gaîté des campagnes. Il est doux pour l'avare de compter son or. Il est doux pour un père d'apprendre la naissance de son premier fils. Il est doux de se venger... surtout pour les femmes. Le pillage est doux pour les soldats, et une prise pour le pirate.

IV.

« Il est doux de recevoir un héritage, et c'est un bonheur suprême d'apprendre la mort inattendue de quelque vieille douairière, ou d'un vieux parent de soixante-dix ans accomplis, qui nous ont trop longtemps fait attendre, à nous autres jeunes, un domaine, un coffre-fort ou un château. Les vieillards sont toujours sur le point de mourir, et ne meurent jamais; aussi sont-ils cause que tous les israélites sont toujours prêts à insulter leurs héritiers, pour leurs maudits billets après décès.

V.

«Il est doux de gagner, n'importe comment, un beau laurier avec la plume ou avec l'épée. Il est doux de terminer une querelle; il est doux quelquefois de chercher noise et de se brouiller, surtout avec un ennuyeux ami. Il est doux d'avoir du vin vieux en bouteilles, de la bière en tonneaux. Il est doux de voir l'infortuné que nous avons défendu contre un monde persécuteur. Doux est pour nous le souvenir du collége où nous passâmes nos jeunes années, quoiqu'on nous y oublie.

VI.

«Mais doux, cent fois plus doux est notre premier amour; il est pour nous, dans le passé, comme le souvenir qu'Adam gardait de sa chute. L'arbre de la science a été dépouillé, tout est connu, et la vie ne nous offre plus rien qui soit digne de ce péché, **doux** comme l'ambroisie. C'est à lui que fait sans doute allusion la fable de ce feu divin que Prométhée alla dérober aux cieux, qui ne lui pardonnèrent jamais. »

Toutes ces choses sont bien douces, il est vrai; mais, n'en déplaise aux mânes du chantre harmonieux de Lara, il y a, dans cette poétique énumération des éléments du bonheur, une omission grave, un oubli sans doute involontaire, qu'il était de notre devoir de signaler.

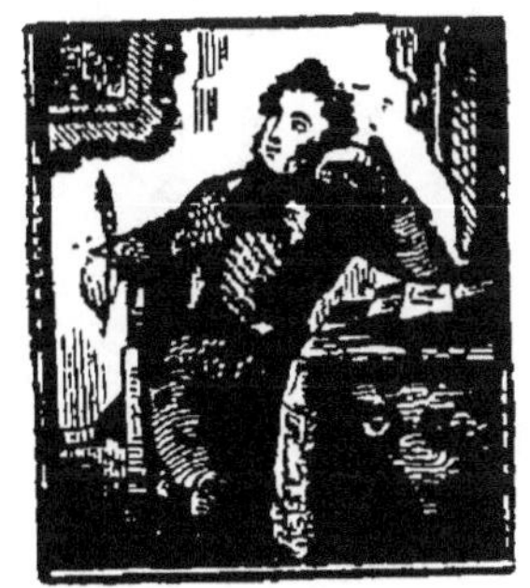

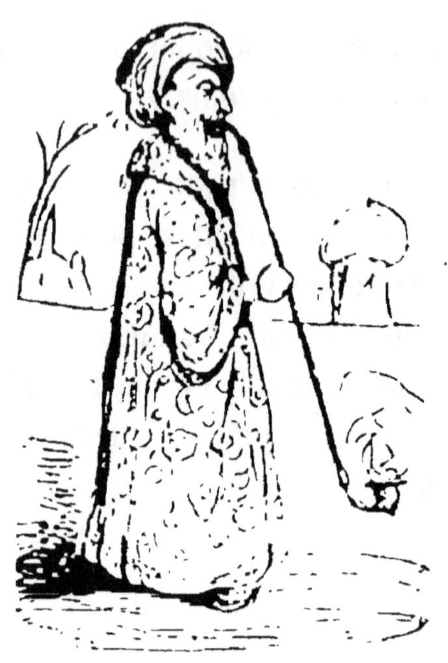

Si l'on envisage l'habitude de fumer au point de vue philosophique, on peut dire, sans être taxé d'exagération, qu'elle forme le lien le plus puissant qui réunit dans une communauté de goûts, sinon d'intérêts, tous les peuples de la terre : l'Orient et l'Occident lui sont également soumis. Le tabac, en effet, entre, comme le café, dans les premières nécessités de la vie chez les musulmans. Livrés à cette habitude dès leurs plus jeunes années, la plupart des enfants de Mahomet fument six, dix et même vingt fois par jour. Réunissant le luxe à cette passion, ils mettent autant de recherche dans la beauté des pipes que dans la qualité du tabac. Le jasmin, le rosier, le noisetier, le cerisier et le laurier, après avoir servi à l'ornement des jardins, leur en fournissent les tiges qui, chez les grands, sont enrichies d'or, d'argent, de corail ou d'ambre blanc. Des pierres précieuses garnissent même celles des femmes de haute naissance, plus favorisées sous ce point de vue que nos charmantes compatriotes. Quant au peuple, il accuse son infériorité jusque dans cet instrument du pauvre et du riche. Cependant, il est juste de le dire, pour toutes les classes de la société, les noix qui servent de récipient au tabac sont d'une terre très fine

et préparées avec un art et un soin particu-
liers.

Doués d'une exquise politesse, les Otto-
mans croiraient manquer aux premières exi-
gences s'ils n'offraient point de quoi fumer
aux personnes qui se présentent dans leurs
maisons. Aussi voit-on dans leurs anticham-
bres, et même dans les salons dorés des
grands, vingt, trente, quarante de ces lon-
gues pipes, rangées verticalement dans des tablettes faites à cet usage. Assis le long du sopha qui garnit le pourtour de la chambre,
chacun a la sienne placée sur le tapis ou sur
la natte qui recouvre le parquet. Mais si ce
tapis ou cette natte sont d'un prix élevé, ce
qui n'est pas rare chez le luxueux Oriental, le
fourneau repose sur une petite assiette ronde,
de cuivre ou d'étain, destinée à la fois à préserver le tissu de la chaleur et à recevoir les
cendres du tabac à mesure qu'il se consume.
Lorsqu'on se trouve dans des pièces de mé-
diocre grandeur, les pipes se confondent,
s'entrecroisent tellement qu'il faut une atten-

tion extrême pour ne pas exposer ses dents aux chocs qui pourraient en résulter; et l'atmosphère est si épaisse, qu'à voir paraître et disparaître tour à tour ces figures au milieu du brouillard, on les prendrait pour des houris se manifestant aux mortels à travers les nuages du paradis.

L'usage de fumer est si général et si fréquent, que jamais les musulmans ne sortent de leurs maisons sans emporter avec eux leur tabac et leur pipe. Ils renferment le tabac dans un petit sachet de satin; et la pipe, brisée en deux ou trois morceaux qui se remontent avec des vis d'argent, est suspendue dans un étui de drap attaché à la ceinture sous l'habit. En été surtout, on ne va jamais à la promenade, soit dans l'intérieur de la ville, soit au-dehors, sans avoir sur soi ces objets nécessiteux qui chassent la tristesse et excitent au plaisir. Les nobles, les visirs, les pachas se les font porter par des valets qui les suivent. Assis, les jambes croisées, à l'ombre d'un oranger ou sur le frais gazon, le musulman prend une tasse de café, allume son tabac, prononce respectueusement les noms du prophète et d'Allah, soumet sa destinée aux décrets du ciel, rêve, et se croit en ce moment le plus heureux des humains.

Le goût des mahométans pour la pipe est tellement prononcé, qu'ils ne la quittent même point en écrivant; leur manière d'écrire le leur permet, car ils travaillent les jambes croisées sur un sopha, le dos appuyé contre le coussin, et le papier placé sur un carton fin qu'ils tiennent de la main gauche.

Un subalterne ne se permet jamais de fumer devant un supérieur. Ces lois d'étiquette (bannies de nos mœurs) sont également observées par les enfants à l'égard de leur père, de leur aïeul, etc. Chacun d'eux n'allume son tabac qu'en son particulier ou dans la société de ses égaux.

L'usage du tabac en poudre est également répandu en Turquie, mais beaucoup moins cependant que celui de la pipe.

Telles sont les mœurs des Orientaux en ce

qui concerne l'habitude de fumer , mœurs différentes des nôtres par une élégance et une délicatesse inconnues en France.

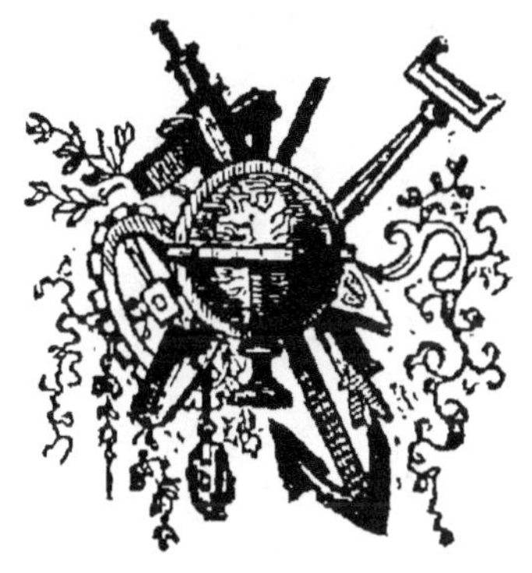

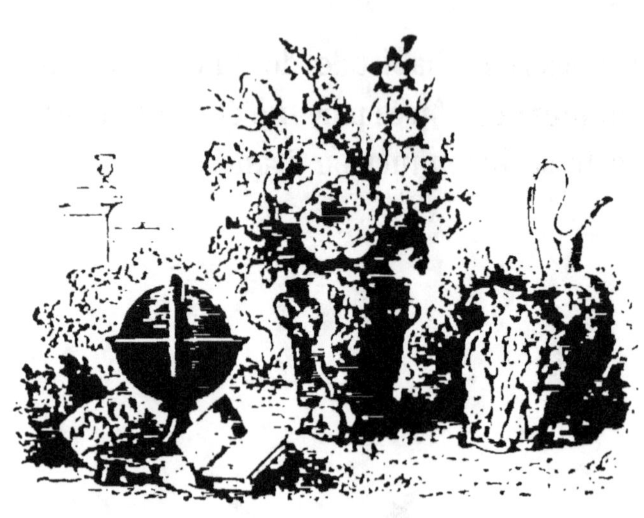

Les Natchez.

Qui le croirait? les sauvages de l'Amérique sont plus avancés que nous dans l'art de fumer! Car la pipe ou *calumet* est non-seulement pour eux un objet destiné à flatter leur goût, mais elle est encore un instrument indispensable de leurs bizarres cérémonies. L'auteur d'*Atala* nous apprend qu'elle est employée dans les demandes en mariages et a la naissance de leurs enfants. Voici ce qu'il dit :

DEMANDE EN MARIAGE.

« Lorsqu'un sauvage s'est résolu au mariage légal, il va avec son père faire la demande aux parents de la femme. Le père revêt des habits qui n'ont point encore été portés, il orne sa tête de plumes nouvelles, lave l'ancienne peinture de son visage, met un nouveau fard, et change l'anneau pendant à son nez ou à ses oreilles; il prend dans la main droite un calumet dont le fourneau est blanc, le tuyau bleu et empenné avec des queues d'oiseau; dans la main gauche, il tient un arc détendu en guise de bâton. Son fils est chargé de peaux d'ours, de castors ou d'origuaux; il porte en outre deux colliers d^e porcelaine à quatre branches, et une tourterelle vivante dans une cage. Les prétendants vont d'abord chez le plus vieux parent de la jeune fille, ils entrent dans la cabane, s'asseient devant lui, et le père du guerrier dit :

«Voilà des peaux; les deux colliers, le calumet bleu et la tourterelle demandent ta fille en mariage.» Si les présents sont acceptés, le mariage est conclu; car le consentement de l'aïeul ou du plus ancien sachem de la famille l'emporte sur le consentement paternel.

«Quelquefois le vieux parent, tout en acceptant les présents, met à son consentement quelque restriction. On est averti de cette restriction si, après avoir aspiré trois fois la vapeur du calumet, le fumeur laisse échapper sa première bouffée, au lieu de l'avaler comme dans un consentement absolu. »

NAISSANCE DE L'ENFANT.

«Lorsque le père a reçu la nouvelle de la naissance de son enfant, il prend un calumet de prix dont il entoure le tuyau avec des pampres de vigne-vierge, et court annoncer l'heureuse nouvelle aux divers membres de la famille. Il se rend d'abord chez les parents maternels, parceque l'enfant appartient exclusivement à la mère : s'approchant du sachem le plus âgé, après avoir fumé vers les quatre points cardinaux, il lui présente sa pipe en disant : « Ma femme est mère. » Le sachem prend la pipe et fume à son tour, et dit en ôtant le calumet de sa bouche : « Est-ce un guerrier? » Si la réponse est affirmative, le sachem fume trois fois vers le soleil; si la réponse est négative, le sachem ne fume qu'une fois. Le père est reconduit en cérémonie plus ou moins loin, selon le sexe de l'enfant. »

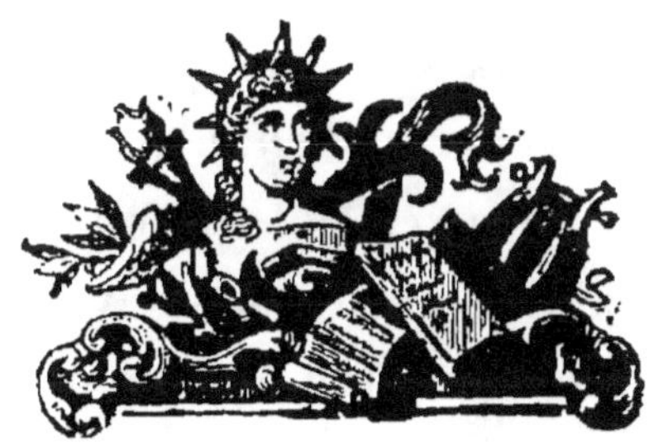

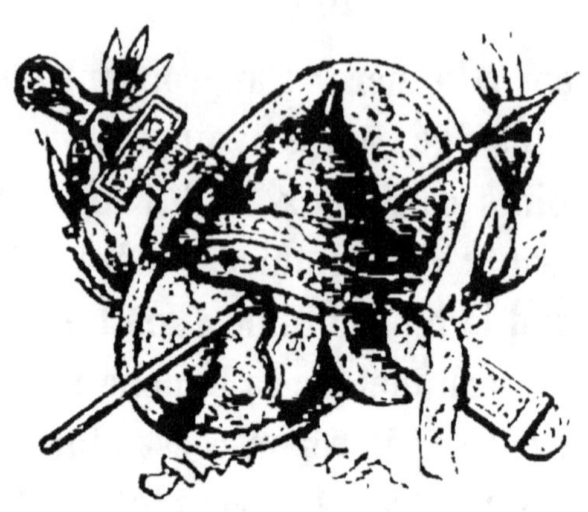

**A quoi tiennent les révolutions des empires,
ou influence du tabac
sur les destinées politiques des peuples.**

--

*Jean Bart allumant sa pipe dans l'anti-
chambre de Louis XIV, et regardant en face
la majesté souveraine, donna le signal de la
révolution française.* Mot profond, échappé
jusqu'alors à la plume de nos savants histo-
riens, et qui montre que les destinées politiques des peuples ne dépendent pas toujours
du caprice d'un despote, de guerres ou de
commotions sanglantes.

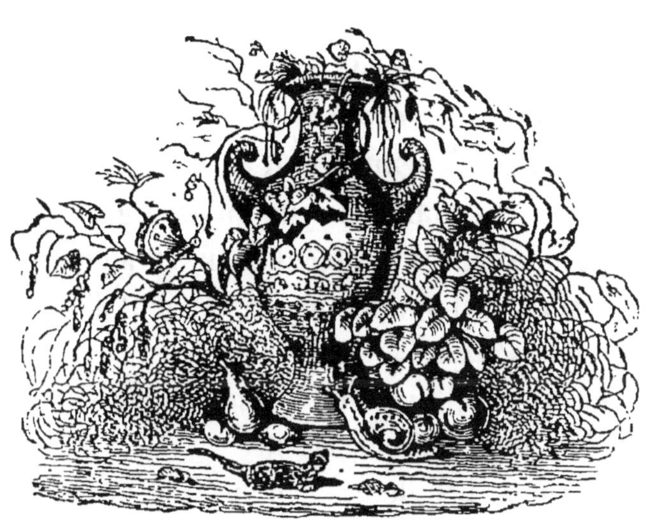

Question anglo-chinoise
ou le patriotisme du peuple francais
mis à l'épreuve.

—

Les Anglais, marchands d'opium et buveurs
de thé, font aujourd'hui la guerre aux Chinois
pour les forcer à mâcher leur opium en échange des feuilles roulées et desséchées du char-
mant arbrisseau qui croît non loin des bords
de la mer Jaune. L'autocrate du céleste em-

pire défend à ses sujets de recevoir la drogue perfide qui pourtant fait aussi leurs délices; et ces malheureux peuples sont réduits à la triste nécessité de combattre ceux qu'ils regardent en secret comme leurs bienfaiteurs. Plaignons leur sort, et donnons un grand tribut d'éloges à leur courage.

Ce coup-d'œil jeté sur l'Orient nous conduit à la supposition suivante :

Imaginez, peuple français, peuple de braves, mais aussi peuple de fumeurs, qu'un despote voulût proscrire le tabac, et qu'une nation ennemie envahît la France pour vous contraindre à en faire usage. Je vous le demande, à vous tous citoyens généreux, zélés défenseurs de l'ordre public, je vous le demande, que feriez-vous? Entendez bien : fumer ou ne pas fumer, voilà la question: ce qui peut littéralement se traduire par *to be or not to be*, être ou ne pas être! Que feriez-vous? L'amour de la patrie sortirait-il vainqueur de cette cruelle alternative?..... La plume me tombe des mains!

Découverte du Nouveau-Monde
ou parallèle entre l'or et le tabac.

—

Un navigateur génois découvre l'Amérique,
et celle-ci, en échange de la civilisation que
les Espagnols y introduisent à grand renfort
de boulets et de mitraille, nous donne son or
et son tabac. L'or servit à enrichir Charles-
Quint et la cour efféminée de ses successeurs;
mais bientôt la valeur du numéraire baissa, et
l'équilibre se rétablit. Le tabac . . . .
vous savez, lecteur, ce qu'il devint.

LA FIN DU MONDE.

—

Quand Dieu, après le déluge, vit la surface de la terre nue et désolée, il eut presque regret de sa vengeance, et jura que le monde ne serait plus une seconde fois submergé.

Et il envoya l'arc-en-ciel à Noé en signe de réconciliation.

Mais comme il est dit que toute chose doit

finir, on en conclut naturellement que si le monde ne finissait pas par l'eau, il finirait par le feu, son antagoniste.

Et depuis ce temps les hommes vivent dans l'attente de cette terrible catastrophe. Nostradamus l'a prédite pour la présente année, et je crains fort qu'il ait dit vrai.

Car des signes certains l'annoncent, signes indubitables qu'il ne faut pas chercher dans les cieux, mais au milieu de nous.

Les personnes qui désireront les connaître devront s'adresser, franc de port, à l'entrepôt général des allumettes chimiques allemandes.

PROPORTION GÉOMÉTRIQUE.

—

La cigarette est au cigare comme le cigare est à.....

En multipliant les deux moyens et divisant
le produit par l'extrême, on trouvera l'incon-
nue.

Nous invitons tous les mathématiciens distingués de notre époque à exercer leur saga-
cité sur ce nouveau problème.

100,000 cigares de la Havane à qui le ré-
soudra.

Nous engageons M. L....... en particulier, le
Ferragus des examens, à le proposer à ses

candidats, lui qui aime tant les questions dif-
ficiles, et dont toute l'ambition se borne à faire
trembler les malheureux élèves qui tombent
sous sa griffe implacable (quoique l'auteur de
ce livre, qui a eu deux fois ce périlleux
honneur, n'en ait jamais été fort effrayé).

Allons, M. L......., soyez juste; la solution
de ce problême ne vaudrait-elle pas une *blanche*, dont vous êtes si avare ?

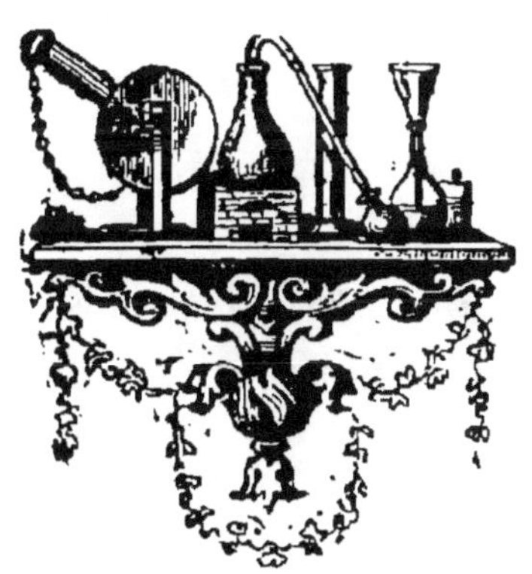

Etudes archéologiques

—

La fève de moka a créé les cafés.
La pipe a donné naissance aux estaminets.

RÉFLEXIONS.

—

Il faut manger pour vivre, il faut fumer
pour penser.

Vanitas vanitatum, et omnia vanitas!
Le tabac était inconnu au temps de Salomon.
(Traduction libre.)

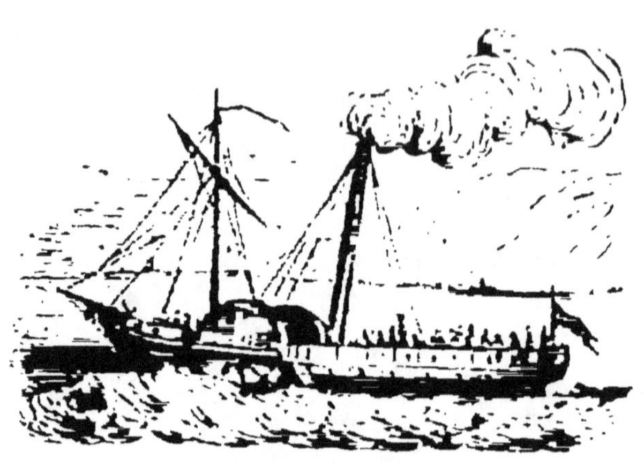

**Christophe Colomb, Kummer, Jean Nicot
et Théodose Burette.**

Voilà certes quatre grands noms, qu'un lien puissant et immortel réunit. L'auteur de cet ouvrage pourra-t-il y joindre le sien?

Et à propos du dernier, remarquez quel est le pouvoir du tabac. En vain l'écrivain qui le porte avait fouillé dans les archives de l'histoire; en vain il avait demandé à Clio un peu de cette gloire dont les hommes sont si fiers; elle était restée sourde à sa voix. Alors, plein de dépit, il répudia cette muse, alluma son cigare et chanta les louanges du caporal. Le caporal a été reconnaissant, et déjà pour Théodose Burette la postérité commence : Dantan l'a admis au nombre de ses grands hommes… de plâtre; réputation fragile il est vrai, mais qui ne laisse pas que de chatouiller agréablement l'amour-propre.

Où l'auteur se sent considérablement fatigué.

—

Alors il s'arrête . . . .
ou plutôt il dépose sa plume, et prend sa pipe.
Adieu donc, mes chers lecteurs.... Mais....
attendez, j'ai encore deux mots à vous dire.

Apothéose de l'autéur.

—

L'auteur, en terminant, se demande s'il a
bien mérité de la patrie, et si, comme son immortel collègue, il doit devenir une gloire à
son tour.

S'il en est ainsi, que la patrie reconnais-
sante écoute sa dernière volonté.

Il ne réclame point une place au Panthéon,
ni une statue, ni même un buste... il demande une apothéose! Il veut qu'un savant pin-
ceau le représente sur la toile, montant dans

l'empirée, porté, non sur l'aile des chéru-
bins, mais sur des nuages de fumée, tenant
d'une main son ouvrage, de l'autre une ca-
rotte, et dans la bouche une pipe culottée.
Que dans un coin du tableau Jean Nicot lui
apparaisse, lui présentant une couronne étoi-
lée, et se disposant à le recevoir au bienheu-
reux séjour.

Artistes, à l'œuvre !

NOTE

DE L'ÉDITEUR.

—

L'auteur de cet ouvrage, voulant, comme celui de *la Physiologie*, faire preuve de modestie et d'indépendance, nous prie d'annoncer que :

Pour prévenir tout malentendu, comme il pourrait bien se faire que l'Académie des sciences ou celle de médecine, ou toutes deux simultanément, désireuses de recruter leurs rangs parmi les savants distingués de l'époque, tentassent des démarches auprès de nous pour soulever le voile de l'anonyme sous lequel l'auteur a caché son nom, pour le traîner au fauteuil, nous déclarons que ses idées sont arrêtées à ce sujet, et qu'il refuse par avance. Toute instance de leur part serait inutile. Tel est son dernier mot, sa volonté ferme et immuable.

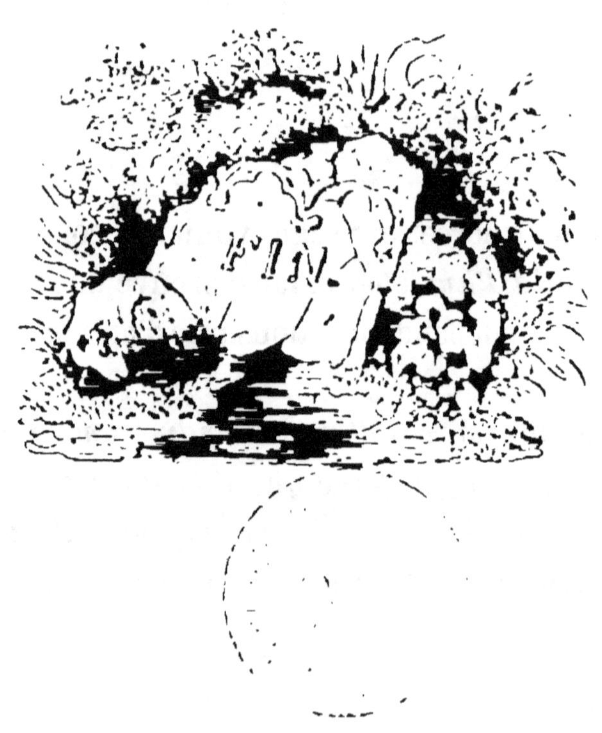

TABLE.

—